第五版

人體寫真
經穴辭典

真人圖解版

指壓、按摩、針灸
必備工具書

真人實體穴位與圖解比照
精準、易學、易懂

台北醫學大學附設醫院 特約中醫師
張家蓓 ◎審訂
戚文芬 ◎編著

21肩井

夜淵

23輒筋

24日月

25京門

1.8

26帶脈

3

27五樞

0.5

28維道

3

29居髎

環跳

10

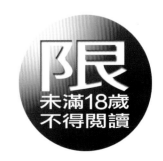
限
未滿18歲
不得閱讀

晨星出版

實用必讀的經穴書

在經絡系統中，人的臟器不僅僅被視為一個實質上的器官型態，更是牽涉到整個體內眾多系統、組織一系列相關的生理、病理單位；譬如，心因為和小腸有經絡相通，所以心臟和小腸互為表裡，關係緊密；而脾不單單只是西醫眼中調節血量和淋巴器官的功能，還涉及到消化、造血、循環、內分泌、精神意識、肌肉運動和吸收排泄等眾多功能。

經絡是人體中聯絡臟腑與肢體運行氣血的通路，大者為經脈，經脈的分支為絡脈。血行脈中，氣行脈外。人的生機，靠的是氣血的維護與營養。神采奕奕，容光煥發，說明人的氣血旺盛、平衡、運行通暢。氣血的補充靠的是精髓的產生，精虧髓亡，死期可知。精髓的產生又與臟腑的功能相聯繫。經絡的記載詳見於《內經》和《難經》，在更早之前則有漢墓出土的《脈書》。

本書除了以淺顯易懂的方式，正確的介紹十二經絡正經的概念外，還有奇經八脈、微針系統、經外奇穴等介紹；除此之外，本書特點是穴位的尋找，取穴的正確與否直接影響到治療效果，所以如何正確取穴，是歷代學醫的人很重要的課題，通常臨症尋穴之法有兩種：

1) 病者體位姿勢：要符合各種姿勢，才按法取穴，一般體位分成坐、臥、立、跪、蹲五種形式。坐式又分正坐、俯坐、側俯等式；臥式又可分仰臥、伏臥、側臥等。

2) 人體自然標誌：凡人體之五官、手指、骨端，以及乳頭、臍、脊椎等處，例如：拇指與食指骨分歧處取合谷、兩眉之間取印堂、胸骨柄上窩取天突、兩肩胛骨下角連線之中點取至陽、或兩耳中間連線交於頭頂中點取百會、張口於耳屏前方凹陷處取聽宮、握拳掌橫紋頭取後溪；此外，實際運用時，還有一種更簡便的方式，垂手中指端取風市、兩耳尖直上取百會等。或者其突出部位均可作為取穴時之自然標誌。

以上所述，最早見於書籍《靈樞‧骨度》篇，使用人體各個部分來作為取穴標準的骨度分寸折量法。

這是一本想要了解經絡與穴位者不可不讀的工具書。

張家蓓

經絡系統 身體異常的反應器

　　兩千多年前，中醫的經典之作《黃帝內經》，詳細記載分布在人身體內的十二經絡、奇經八脈和全身脈絡、腧穴等運行狀況，開啓了經絡可以控制人體的功能，與具有「決生死、處百病、調虛實」的重要作用。根據《黃帝內經·靈樞九針十二原》中的記載：「五臟有六腑，六腑有十二原，十二原出於四關……」所謂的經絡是指經脈和絡脈及其連屬組織的統稱。

　　「經」，爲路徑，是系統的縱行幹線，循行深部是經絡系統的主幹。「絡」則爲網路之意，是將經脈的大小分支，縱橫交錯於全身，循行較淺的部位。透過經絡系統其規律的循環及網路交會，將人體的五臟（心、肝、脾、肺、腎）六腑（膽、胃、大腸、小腸、膀胱、三焦）、關節百骸，直接和大腦皮層相通的脈絡，將人體奇妙而複雜的生命現象，聯結成一個整體，透過臟與臟、臟與腑、臟腑與肢體及各組織生理活動的各個層面表現出來，以保持其機能活動的協調和平衡。一旦身體任何一個環節出問題，都能通過經絡顯現出來，表現於體外，讓人察覺。因此，想要讓體內各個器官正常運作，並增強各組織細胞的再生和代謝，進而提高免疫系統、強健體魄，就必須維持經絡系統的運作和順暢。

　　在中醫另一部重要著作《難經》中，全書共有八十一難，分別就脈法、經絡流注、營衛三焦、氣血盛衰、臟腑諸病、經穴及用針的補瀉手法等，有較爲深入的探討和發揮，讓後人能進一步瞭解「經脈者，行氣血，通陰陽，以榮于身者也」；正說明經絡在生理、病理、診斷和防治疾病方面，都有十分重要的意義。

　　人體的所有臟腑、器官、五官七竅、皮毛筋骨肉等組織，雖各有各自的生理功能，但仍必須依靠經絡間的相互溝通和連結，進而構成一個有機體。由於經絡能輸布營養到全身，因而確保身體的各個機能都能正常活動。至於經穴，也就是一般俗稱的「穴道」，是經絡流動時特殊氣聚之所。相傳是古人治病時，用砭石敲打於身體疼痛的部位，發現有氣流動而且能治病所發現的。

　　在《黃帝內經》中記載約有一百六十個穴位，爾後，集針灸之大成的宋朝王惟一所鑄的銅人像中，可發現統計整理出來的穴位多達三百五十四個。後來在明朝楊繼洲所著的《針灸大成》中，又增加風市、眉衝、督俞、氣海俞、關元俞等五個穴位。再加上《張氏類經圖翼》中所加的肝經急脈、督脈中樞兩個穴位，全身上下的穴道數在十四經脈上就有三百六十一個，遍及六百七十個地方，其大多數位在肌肉和肌肉之間的溝隙、骨骼相接之處、骨骼中的凹陷處，以及容易觸到神經的地方。

　　因經穴分布於全身經絡系統上，所以當身體發生病變，或是有異常的狀況產生時，只要稍微觸碰或是按壓相關的經穴，都會有痠、痛、麻等反應顯現出來。相對地，藉由穴道的刺激也會改善或是促進對應臟器的循環，進而達到消除疼痛、遠離疾病的養生功效。

Content

Chapter 1 經絡與人體的關係

Chapter 2 經絡系統

Chapter
3
附錄

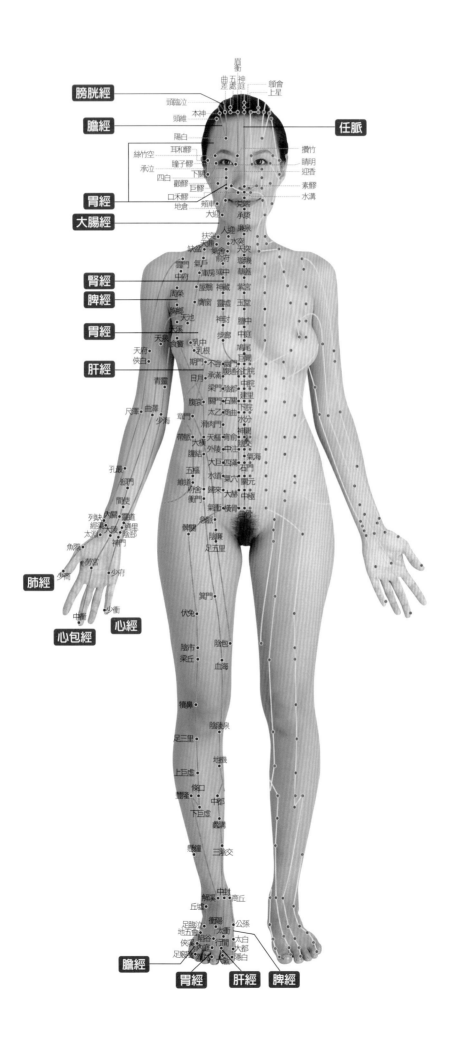

膀胱經
膽經
胃經
大腸經
腎經
脾經
胃經
肝經

任脈

肺經
心包經
心經

膽經
胃經
肝經
脾經

眉衝
曲差 五處 神庭
顖會 上星

頭臨泣
頭維
本神
陽白
絲竹空
耳和髎
承泣 瞳子髎
四白
顴髎 巨髎
口禾髎
地倉 頰車
大迎 承漿

攢竹
睛明
迎香
素髎
水溝
兌端
廉泉

扶突 人迎
缺盆 水突
雲門 氣舍 氣戶
中府 庫房 或中
周榮 屋翳 神藏
胸鄉 膺窗 靈墟
天池 神封
天谿 步廊 神堂
天泉 食竇 乳中 中庭
天府 乳根 鳩尾 巨闕
俠白 期門 不容 幽門 上脘
日月 承滿 腹通谷 中脘
梁門 陰都 建里
尺澤 曲澤 腹哀 關門 石關 下脘
少海 青靈 章門 太乙 商曲 水分
滑肉門 神闕
帶脈 天樞 肓俞 陰交
大橫 外陵 中注 氣海
腹結 大巨 石門
五樞 水道 氣穴 關元
孔最 維道 歸來 大赫 中極
郄門 府舍 衝門 氣衝 橫骨 曲骨
間使 急脈 陰廉
列缺 內關 靈道
經渠 大陵 通里 箕門 足五里
太淵 陰郄
魚際 神門
勞宮
少商 少府 伏兔
中衝 少衝

陰市
梁丘 陰包
血海

犢鼻
陰陵泉
足三里 地機
上巨虛
條口 中都
豐隆 下巨虛
蠡溝

懸鐘 三陰交

中封
解谿 商丘
丘墟
足臨泣 衝陽 公孫
地五會 陷谷 太衝 太白
俠谿 內庭 行間 大都
足竅陰 厲兌 隱白

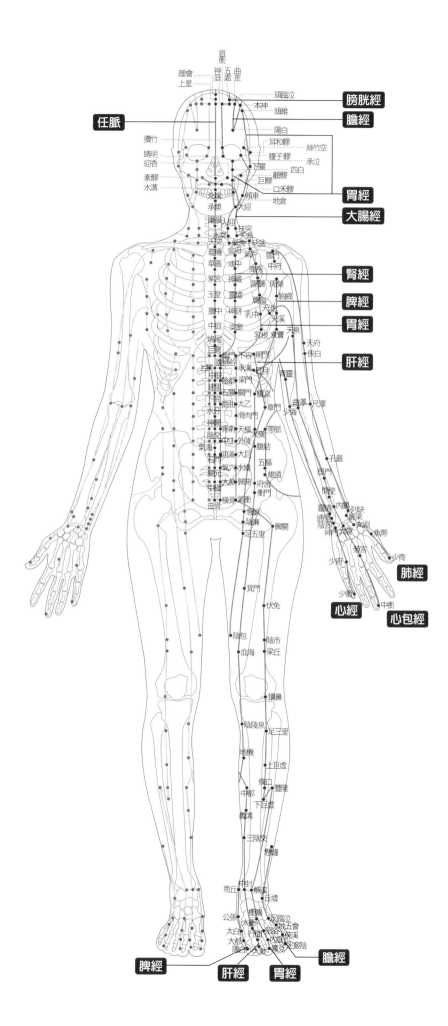

膀胱經
膽經
任脈
胃經
大腸經
腎經
脾經
胃經
肝經
肺經
心經
心包經
脾經
肝經
胃經
膽經

眉衝
顖會
上星
神庭
五處
曲差
頭臨泣
本神
頭維
陽白
攢竹
睛明
迎香
耳和髎
絲竹空
瞳子髎
承泣
巨髎
顴髎
四白
素髎
水溝
口禾髎
兌端
頰車
承漿
大迎
地倉
廉泉
人迎
天突
缺盆
水突
氣舍
天鼎
扶突
氣戶
雲門
天谿
璇璣
俞府
彧中
中府
庫房
華蓋
或中
神藏
屋翳
周榮
紫宮
靈墟
膺窗
胸鄉
玉堂
神封
膻中
神封
乳中
天谿
中庭
步廊
乳根
食竇
天泉
鳩尾
巨闕
幽門
不容
期門
天府
俠白
上脘
腹通谷
承滿
日月
中脘
陰都
梁門
青靈
建里
石關
關門
章門
曲澤
尺澤
下脘
商曲
太乙
少海
水分
肓俞
滑肉門
神闕
陰交
中注
天樞
帶脈
氣海
四滿
外陵
腹結
石門
氣穴
大巨
腹哀
五樞
孔最
關元
大赫
水道
郄門
維道
中極
橫骨
歸來
府舍
衝門
間使
曲骨
靈道
內關
列缺
通里
經渠
太淵
神門
大陵
魚際
勞宮
少府
少衝
少商
中衝
氣門
伏兔
陰包
陰市
血海
梁丘
犢鼻
陰陵泉
足三里
地機
上巨虛
條口
豐隆
中都
下巨虛
蠡溝
三陰交
懸鐘
商丘
中封
解谿
丘墟
公孫
衝陽
足臨泣
地五會
太白
太衝
陷谷
俠谿
大都
內庭
竅陰
隱白
厲兌

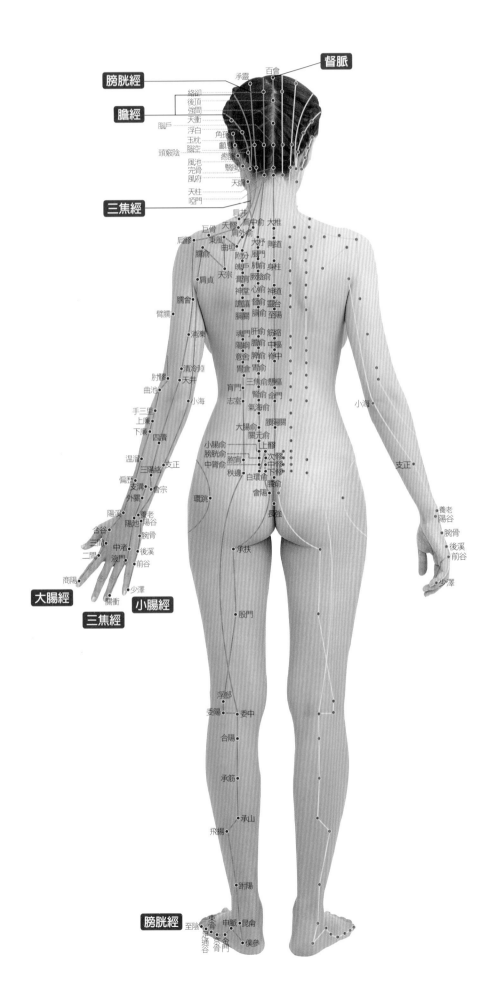

膀胱經　　　　　　　　承靈　　　百會　　　督脈
　　　　　　　　　　　　　絡卻
　　　　　　　　　　　　後頂
膽經　　　　　　　　　　強間
　　　　　　　　　腦戸　天衝
　　　　　　　　　　　　浮白
　　　　　　　　　　　　角孫
　　　　　　　　　玉枕　顱息
　　　　　　　　頭竅陰　瘈脈
　　　　　　　　　　　　翳風
　　　　　　　　　風池
　　　　　　　　　完骨　翳明
三焦經　　　　　　風府　天牖
　　　　　　　　　天柱
　　　　　　　　　啞門　肩井
　　　　　　　　　　　天髎　肩中俞　大椎
　　　　　　巨骨　　　　肩外俞
　　肩髃　　　秉風　　　　　　陶道
　　　　　　　曲垣　大杼
　　　臑俞　　　附分　風門
　　　　　　　魄戸　肺俞　身柱
　　　肩貞　天宗　膏肓　厥陰俞
　　　　　　　神堂　心俞　神道
　　臑會　　　譩譆　督俞　靈台
　　　　　　　膈關　膈俞　至陽
　臂臑　　　消濼
　　　　　　　魂門　肝俞　筋縮
　　　　　　　陽綱　膽俞　中樞
　　　　　　　意舍　脾俞　脊中
　　　　清冷淵　胃倉　胃俞
　肘髎　天井　　　　　　　三焦俞　懸樞
　曲池　　　　肓門　　　腎俞　命門　　　　小海
　　　　小海　志室　　　氣海俞
　手三里
　上廉　　　　　　　大腸俞　膀胱盲
　下廉　　　　　關元俞
　　　　四瀆　小腸俞　　　上髎
　　　　　　　膀胱俞　　　次髎　　　　　　　支正
　溫溜　　　　中膂俞　胞肓　中髎
　偏歷　三陽絡　　　秩邊　白環俞　下髎
　支溝　支正　　　　　　　　腰俞
　　　外關　肩宗　　　　　　會陽
　陽溪　養老　　　　　　　　　　　　　　　　養老
　　　陽池陽谷　　環跳　　　　　　　　　　　陽谷
　合谷　腕骨　　　　　　　　　　　　　　　腕骨
　三間　中渚　後溪　　　　　　　　　　　　後溪
　二間　液門　前谷　　　　　承扶　　　　　前谷
　商陽　　　　　　　　　　　　　　　　　　少澤
大腸經　　關衝　少澤
　　　　　　　　小腸經
　　三焦經　　　　　　　　殷門

　　　　　　　　　　　　　浮郄
　　　　　　　　　　　　委陽　委中

　　　　　　　　　　　　　合陽

　　　　　　　　　　　　　承筋

　　　　　　　　　　　　　承山
　　　　　　　　　　　飛揚

　　　　　　　　　　　　跗陽
膀胱經　　　　至陰束骨　申脈　昆侖
　　　　　　　　　通谷　京骨僕參

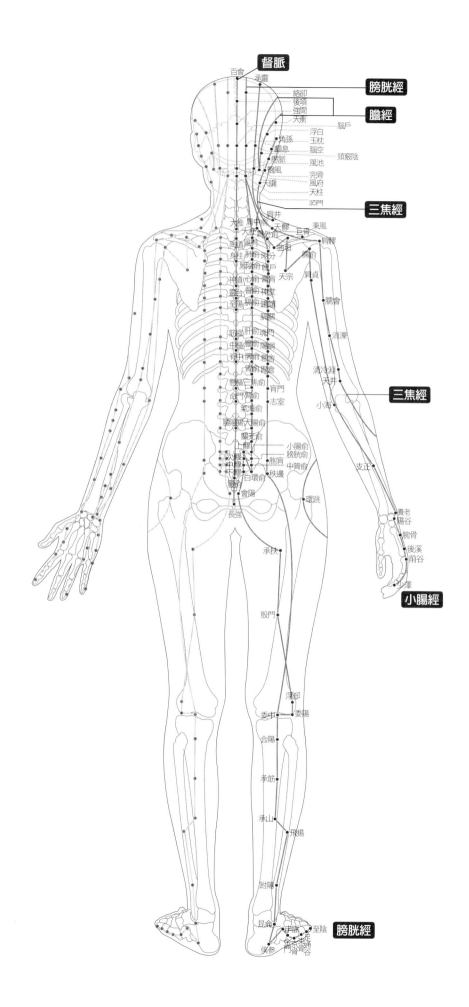

督脈

膀胱經

膽經

三焦經

三焦經

小腸經

膀胱經

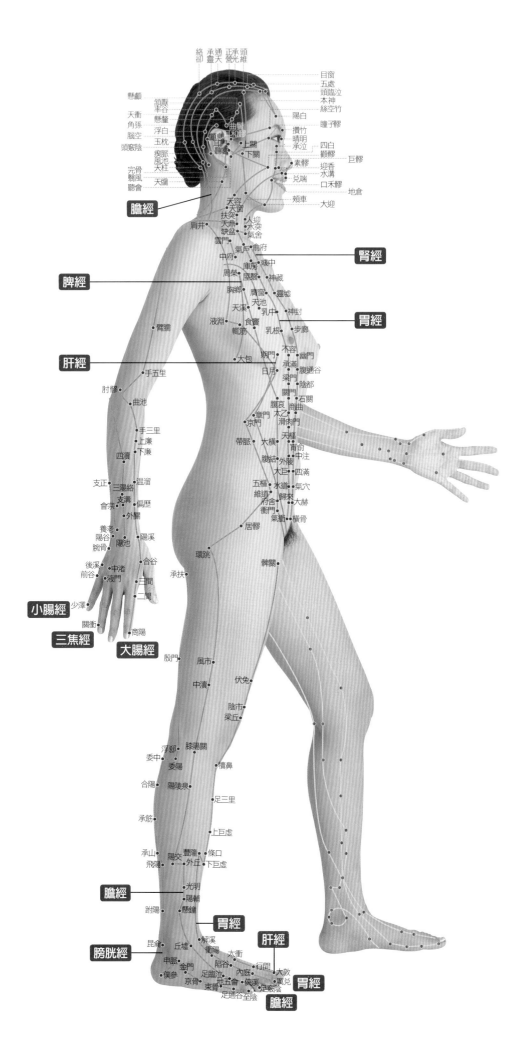

懸顱
頷厭
率谷
天衝　懸釐
角孫　懸顱
浮白
腦空　玉枕
頭竅陰
　　瘈脈
完骨　風池
瘈風　天柱
聽會　天牖

絡却　承靈
　　通天　頭維
　　玉枕　正營
目窗
五處
頭臨泣
本神
絲空竹
陽白
攢竹
睛明
承泣
四白
顴髎
素髎
迎香
水溝
兌端
口禾髎
頰車
大迎
地倉
巨髎

曲鬢
和髎
角孫
顱息
上關
下關
瞳子髎

膽經

天容
天窗
扶突
天鼎　人迎
缺盆　水突
肩井　　氣舍
雲門
中府　氣戶　俞府
　　　庫房　彧中
　　　周榮　神藏
脾經
　　　胸鄉　膺窗　靈墟
　　　天溪　乳中　神封
液淵　食竇　　步廊
臂臑　輒筋　乳根
　　　大包　期門
　　手五里　　不容
肘髎　　　日月　承滿　幽門
曲池　　　　　梁門　腹通谷
　　　　　　　關門　陰都
手三里　　　腹哀　石關
上廉　　　章門　太乙　商曲
下廉　　　京門　滑肉門
四瀆　　　帶脈　天樞
支正　　　　　大橫　肓俞
三陽絡　溫溜　腹結　外陵　中注
會宗　支溝　偏歷　　大巨　四滿
養老　　　外關　五樞　水道　氣穴
陽谷　陽溪　　　維道　歸來　大赫
腕骨　陽池　　　府舍　氣衝　橫骨
後溪　　　　　衝門
前谷　中渚　合谷　居髎
　　液門
小腸經　少澤　　承扶　三間
　　關衝　　　二間
三焦經　商陽　　**大腸經**

腎經

胃經

肝經

環跳

髀關

殷門
風市

中瀆　　伏兔

陰市
梁丘

浮郄　膝陽關
委中　委陽
合陽　陽陵泉　犢鼻
　　　　足三里
承筋
　　上巨虛
承山　陽交　豐隆　條口
飛陽　　外丘　下巨虛

光明
膽經　　陽輔
跗陽　　懸鐘
　　　　　　胃經
昆侖　丘墟　解溪　　　**肝經**
膀胱經　　　衝陽　大衝
申脈　金門　　陷谷　行間　大敦
僕參　　　　足臨泣　內庭　厲兌
京骨　束骨　俠溪　　**胃經**
　　足通谷至陰　　**膽經**

10

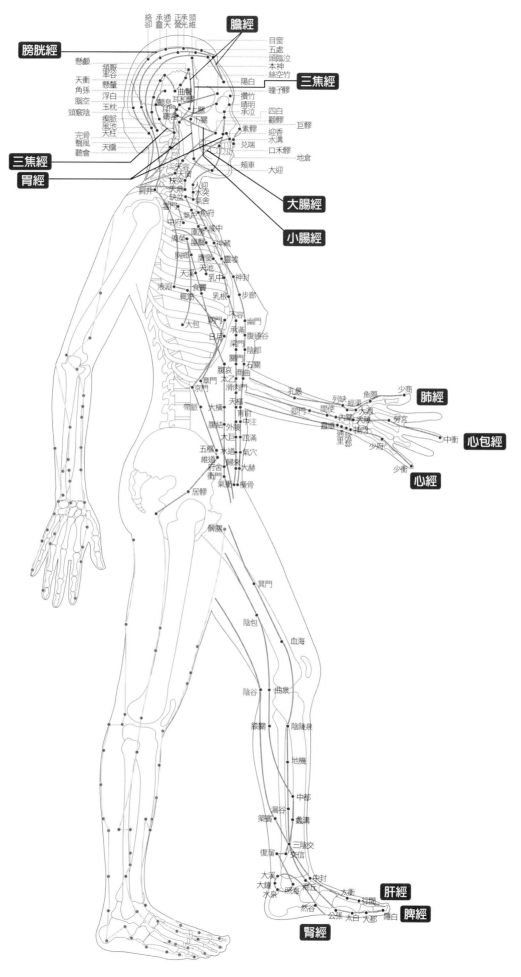

膽經
膀胱經
三焦經
三焦經
胃經
大腸經
小腸經

絡卻 承靈 通天 正營 承光 頭維
目窗
五處
頭臨泣
本神
絲空竹
陽白

懸顱
頷厭 率谷
天衝
角孫 懸釐
浮白
腦空
玉枕
頭竅陰
瘈脈 風池
完骨 大柱
翳風
聽會 天牖

攢竹
晴明
承泣
四白
顴髎
迎香
水溝
口禾髎
地倉
頰車
大迎

瞳子髎
巨髎

曲鬢 耳和髎
顳顬 聽宮
下關
素髎
兌端

天容
天窗 扶突
人迎
天鼎 水突
缺盆 氣舍
肩井 氣戶 俞府
中府 庫房 彧中
周榮 屋翳 神藏
胸鄉 膺窗 靈墟
天谿 乳中 神封
乳根 步廊
食竇
液淵
輒筋
大包 期門 幽門
承滿 腹通谷
日月 梁門 陰都
關門 石關
腹哀 商曲
章門 太乙 滑肉門
京門 天樞
帶脈 大橫 肓俞
中注
腹結 外陵
大巨 四滿
五樞 水道 氣穴
維道 歸來 大赫
府舍
衝門 氣衝 橫骨
居髎

肺經
心包經
心經

孔最
列缺 魚際 少商
郄門 經渠 太淵
間使 勞宮
內關 大陵
靈道 中衝
通里 少府
陰郄
少衝

箕門

陰包

血海

陰谷 曲泉

膝關 陰陵泉

地機

中都
漏谷 蠡溝
築賓
三陰交
復溜 交信
太谿
大鐘 中封
水泉 商丘
照海 太衝
然谷 行間
公孫 太白 大都 隱白

肝經
脾經
腎經

正確取穴法

取穴的正確與否直接影響到治療效果，所以如何正確取穴，是歷代學醫的人很重要的課題，通常臨症尋穴之法有兩種：

1. 注意病者體位姿勢：要符合各種姿勢，才按法取穴，一般體位分為坐、臥、立、跪、蹲五種形式。坐式又分正坐、俯坐、側俯等式；臥式又可分仰臥、伏臥、側臥等。

2. 利用人體之自然標誌：凡人體之五官、手指、骨端，以及乳頭、臍、脊椎等處，或者其突出部位均可作為取穴時之自然標誌。最早見於書籍《靈樞‧骨度》篇，使用人體各個部分來作為取穴標準的骨度分寸折量法。

體表標誌定位法

人體的表面有各種解剖標誌，這是最基本的取穴標準，可分為兩種：

1. 固定標誌

不受人體活動的姿勢而改變，只要認定體表的標誌，譬如五官、毛髮、肚臍、乳頭、指甲，或是骨節凸出、肌肉隆起等部位作為取穴標誌。例如：拇指與食指骨分歧處取合谷、兩眉之間取印堂、胸骨柄上窩取天突、兩肩胛骨下角連線之中點取至陽、或兩耳中間連線交於頭頂中點取百會，是需受限身體維持一定姿勢的取穴法。

2. 活動標誌

在這種取穴法中，是指利用關節、肌肉、皮膚、隨運動而出現的孔隙、凹陷、皺紋等作為取穴標誌，才能正確而無誤地找出穴道位置。例如：張口於耳屏前方凹陷處取聽宮、握拳掌橫紋頭取後溪。此外，實際運用時，還有一種更簡便的方式，垂手中指端取風市、兩耳尖直上取百會等等。

骨度分寸折量法

古稱「骨度法」，以骨節為主要標誌測量周身各部的大小、長短，並依其比例折算成尺寸，作為定穴標準的方法。此法最早載於《靈樞‧骨度》篇，其所測量的人體高度為七尺五寸，其橫度(兩臂外長與肩平，兩手伸直，以中指端為準)也為七尺五寸。這是依照人體不同的部位，以骨節作標誌，具體測量周身各部分的長短、大小，再規定出一定的長度或寬度，然後折成若干等分，簡稱一寸。

所以在這種折量法中，不管是男女老幼、胖瘦高矮，單位都是固定的，如成人的胳臂長是十二寸，小孩的胳臂雖然較短，仍以十二寸來計量。但因各人的長短胖瘦有不同，故分部折寸的具體長度應按比例而有所伸縮。

常用骨度分寸折量表

部位	起止點	骨度分寸	度量法
頭部	前髮際到後髮際	12寸	直寸
	前髮際到眉心	3寸	
	眉心到頤部	7寸	
	後髮際到大椎	3寸	
	兩頭維之間	9寸	橫寸
	耳後兩完骨（乳突）之間	9寸	
胸腹部	天突穴到膻中穴	6.8寸	直寸
	上腹部由胸骨體下緣到臍中	8寸	
	下腹部由臍中到恥骨聯合上緣	5寸	
	兩乳頭之間（女性可用左右缺盆之間的寬度來代替）	8寸	橫寸
腰背部	臨床上，以脊椎骨間隙，也就是脊椎棘突為取穴標準		直寸
	肩胛骨內側緣（脊柱緣）到後正中線（脊柱正中線）	3寸	橫寸
上肢部	腋橫紋到肘橫紋——上臂	9寸	直寸
	肘橫紋到腕橫紋——前臂	12寸	
下肢部	恥骨上緣到股骨內上髁——大腿內側	18寸	直寸
	內腓骨上廉至下廉	3.5寸	
	內腓骨下廉至內踝	13寸	
	大轉子（髀樞）到膕橫紋（膝中）——大腿外側	19寸	
	脛骨內髁到內踝尖——小腿內側	13寸	
	膕橫紋（膝中）到外踝尖——小腿外側	16寸	
	外踝尖到足底	3寸	

註：

1. 眉心至前髮際作3寸，大椎至後髮際作3寸。如前後髮際不明，從眉心至大椎作18寸。

2. 胸部與脅肋部取穴直寸，一般根據肋骨計算。

3. 背部輸穴根據脊椎棘突定穴。一般臨床取穴以肩胛骨下角相當第7胸椎，髂骨脊相當第4腰椎棘突。

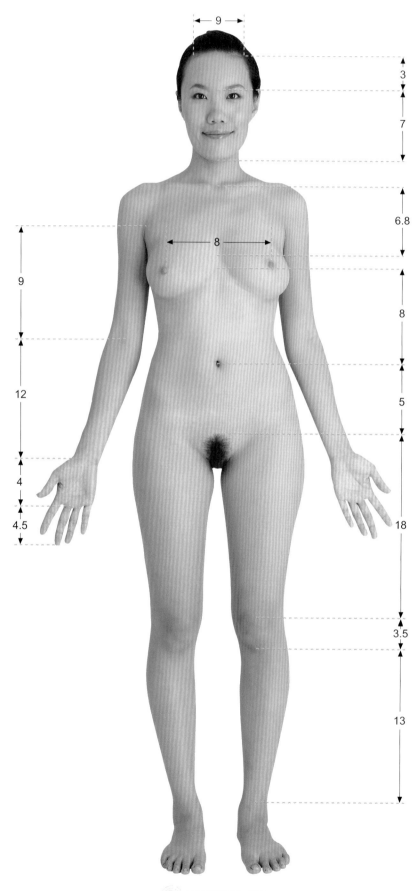

9

3

7

6.8

8

8

5

9

12

4

18

4.5

3.5

13

正面骨度分寸圖。

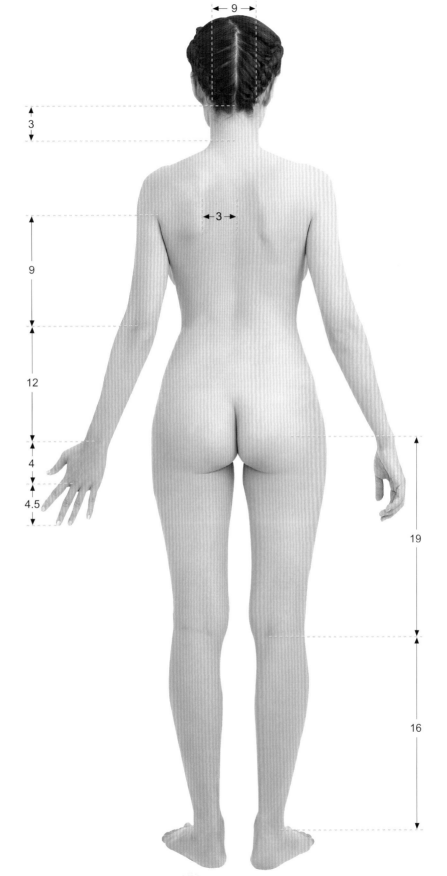

● 背面骨度分寸圖。

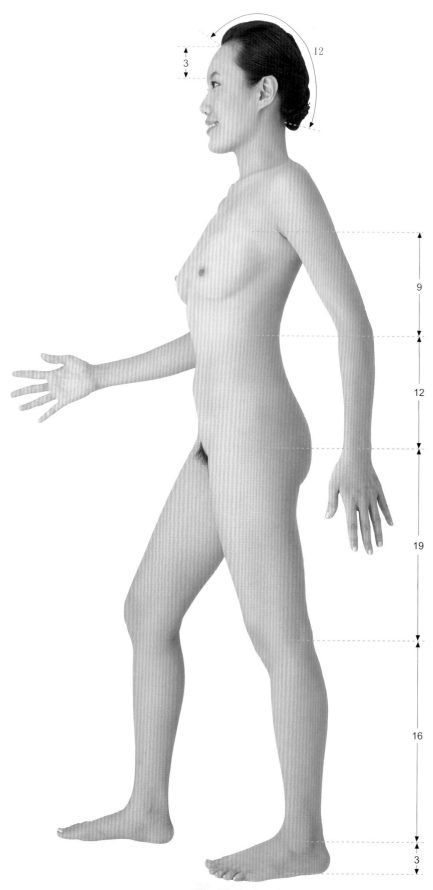

3

12

9

12

19

16

3

● 側面骨度分寸圖。

手指同身寸法

除了體表標誌定位法和骨度分寸折量法外，臨床上，最為人所熟悉的就是用患者的某一部分手指寬度作為丈量的標準，來方便取穴，這種方法稱之為「手指同身寸法」。

但需要注意的是，這樣的方法，必須是由患者本身的手指寬度作為標準，換句話說，診治時，除非醫生的手指大小、長短、粗細都和患者差不多，彼此間相似雷同，否則務必以患者的手指作為丈量的標準。

1. 中指同身寸

先將患者的中指尖和拇指尖連接起來成為一個環狀，然後從側面看，中指第一節和第二指節的橫紋頭距離，就是一寸。此方法，一般適用於四肢部陽經的直寸，還有背部橫寸的取穴。

2. 拇指同身寸

以拇指平齊指甲根處，也就是拇指關節的橫度作為一寸。通常用於四肢部的直寸取穴。

3. 橫指同身寸

又稱為「一夫法」。以患者食指、中指合併，也就是二橫指，作為一點五寸；食指、中指、無名指併攏時，也就是三橫指的寬度，即是兩寸；而食指、中指、無名指、小指全合併，則為四橫指的寬度即是三寸。這些方法，常常運用在四肢取穴，還有背部作為衡量的標準。

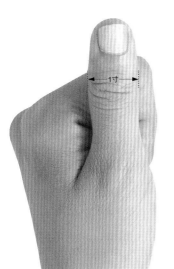
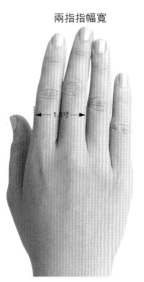
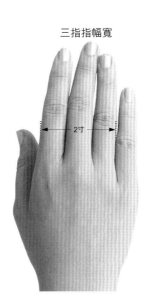
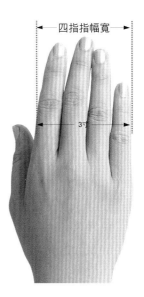

兩指指幅寬　三指指幅寬　四指指幅寬

● 手指同身寸法。

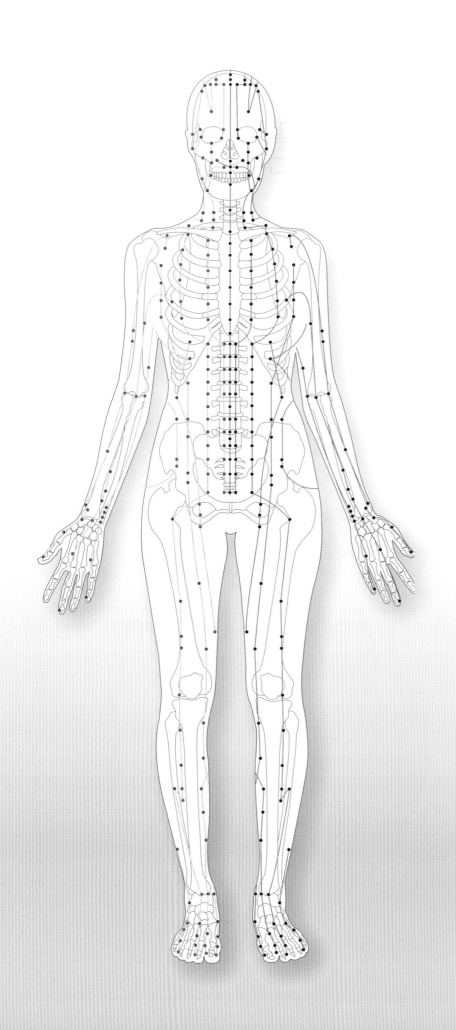

Chapter 1 經絡與人體的關係

Channels and collaterals system

在經絡系統中，人的臟器不僅僅被視為一個實質上的器官型態，而是牽涉到整個體內多個系統、組織一系列相關的生理、病理單位；譬如：心因為和小腸有經絡相通，所以心臟和小腸腑互為表裡，關係緊密；而脾不單單只是西醫眼中調節血量和淋巴器官的功能，還涉及到消化、造血、循環、內分泌、精神意識、肌肉運動和吸收排泄等眾多功能。

⊙ 經絡與人體的聯繫

· 經絡與臟腑的聯繫

· 經絡與肢體的聯繫

· 經絡與組織器官的聯繫

⊙ 人體的構造和機能

· 肌肉系統　　　　· 骨骼系統

· 心血管循環系統　· 呼吸系統

· 泌尿系統　　　　· 生殖系統

· 神經系統　　　　· 內分泌／免疫系統

· 消化系統　　　　· 經絡系統

經絡與人體的聯繫

經絡與臟腑的聯繫

　　五臟六腑雖各有其功用，但臟和臟之間，腑與腑之間，透過經脈溝通聯繫，所以經絡還可成為臟腑之間病變相互影響的途徑。正如《素問‧調經論》中所說：「五臟之道，皆出於經隧，以行血氣。」

　　臟腑的功能活動和互為表裡的協同作用，以及相生相剋的生化制約等，都是建立在經絡學說的基礎上。離開了經絡的聯繫，各臟腑就成為一個個孤立、靜止的器官，也就失去了各自的功能作用。

　　十二經別是加強臟腑陰陽表裡聯繫的另一途徑。通過離、入、出、合的特殊循行方式，在進入體內之後，與本經脈所屬絡的臟腑進一步發生屬絡關係。

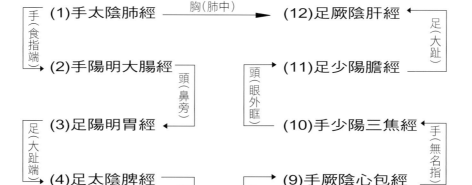

【十二經氣血流注次序圖】

手（食指端）
(1)手太陰肺經 ──胸（肺中）──→ (12)足厥陰肝經 ←── 足（大趾）

(2)手陽明大腸經 ── 頭（鼻旁） ──→ (11)足少陽膽經 ←── 頭（眼外眥）

足（大趾端）
(3)足陽明胃經 ←── (10)手少陽三焦經 ←── 手（無名指）

(4)足太陰脾經 ── 胸（心中） ──→ (9)手厥陰心包經 ←── 胸中

手（小指端）
(5)手少陰心經 ←── (8)足少陰腎經 ←── 足（小趾端）

(6)手太陽小腸經 ──頭（眼內眥）──→ (7)足太陽膀胱經

　　十二經別是從十二經脈別出的經脈，分別起自四肢左右對稱，分布在身體的兩側，循行於體腔臟腑深部，上出於頸部淺部，從胸走手交手三陽經的手三陰經、從手走頭交足三陽經的手三陽經、從頭走足交足三陰經的足三陽經、從頭走胸腹又交手三陰經的足三陰經，能補正經之不足。

經絡與肢體的聯繫

經絡和人體四肢的聯繫更是廣泛，經絡系統是由經脈、絡脈、經筋、皮部等組成。《靈樞·海論》篇說：「十二經脈…外絡於肢節。」

十二經脈左右對稱分布在身體的兩側，手三陰經從胸走手，交手三陽經；手三陽經從手走頭，交足三陽經；足三陽經從頭走足，交足三陰經；足三陰經從頭走腹胸，又交手三陰經。

十二經別是從十二經脈別出的經脈，所形成的「六合」加強經絡對頭面部的聯繫作用。奇經八脈有左右對稱，也有前後對應分布，有統率、聯絡和調節十二經脈的作用；其中帶脈則像束帶一樣環腰一周。

絡脈亦稱別絡，也是從經脈分出的支脈，大多分布於體表。從別絡分出的細小絡脈稱為「孫絡」，而分布在皮膚表面的細微絡脈稱為「浮絡」；十六大絡又加強經脈與四肢部的密切連繫，孫絡、浮絡網絡則分布周身。

十二經筋連綴全身肌肉、骨骼、關節。十二皮部覆蓋肌表，從軀幹到四肢，從頭、臉到指（趾）末端，上下、左右、前後無所不涉。

經絡與組織器官的聯繫

心氣通於舌，舌為心之苗。由於手少陰經之別絡系於舌本，故心之氣血借助經絡上通於舌。此外，足太陰經脈、足厥陰經脈、足少陰經脈、手少陽經脈、足太陽經脈及督脈也均與舌體相通，所以，中醫查舌診病，也就能客觀地反映出相應臟腑的有關病變。

這樣的概念，經過兩千多年，在現代西醫的眼中，人體就像一部構造精密又複雜的機器，在如同屏障一般的表層皮膚下，是一層又一層綿密而細緻的組織，組織下則是些看似獨立運作，卻又息息相關，必須相互協調才能發揮功用的各個重要部門。包括：骨骼系統、心血管系統、神經系統、肌肉系統、內分泌系統、免疫系統、呼吸系統、消化系統、生殖系統、泌尿系統和經絡系統等，這些各大系統缺一不可，須相互協調、相互合作，才能形成一個奇妙而複雜的完整生命體。

現在，就讓我們來看看，在這部大自然最奧妙的發明機器中，每一個部位其中所擁有的構造和機能。

人體的構造和機能

肌肉系統

　　肌肉的功用在於運動。在骨骼的支撐協調下，全身每一束形成片狀或是塊狀的肌肉，經由它的組織和功能，可分為被意識所控制，掌管身體移動，附著在骨頭上的骨骼肌；無法被意志控制而收縮，幫助體內如消化之類的活動進行，缺乏橫紋的平滑肌；負責將血液打出心室進入血管，有效幫助血液循環的心肌等三種。

主要部分

　　肌肉由一束一束的肌細胞束所組成，而肌束是由一條又一條的肌纖維所組成，而肌

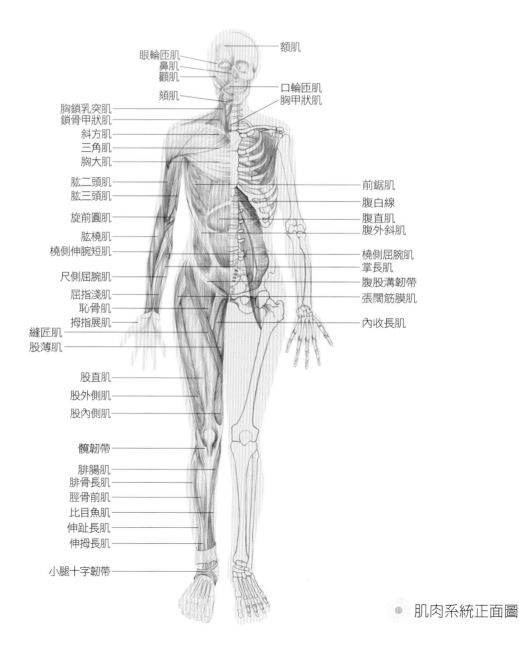

眼輪匝肌
鼻肌
顴肌
頰肌
胸鎖乳突肌
鎖骨甲狀肌
斜方肌
三角肌
胸大肌
肱二頭肌
肱三頭肌
旋前圓肌
肱橈肌
橈側伸腕短肌
尺側屈腕肌
屈指淺肌
恥骨肌
拇指展肌
縫匠肌
股薄肌
股直肌
股外側肌
股內側肌
髕韌帶
腓腸肌
腓骨長肌
脛骨前肌
比目魚肌
伸趾長肌
伸拇長肌
小腿十字韌帶

額肌
口輪匝肌
胸甲狀肌
前鋸肌
腹白線
腹直肌
腹外斜肌
橈側屈腕肌
掌長肌
腹股溝韌帶
張闊筋膜肌
內收長肌

● 肌肉系統正面圖

纖維又細分成很多的肌原纖維，由肌凝蛋白和肌動蛋白所構成，有時形成片狀或塊狀的肌肉。肌肉組織按其構造、功能及發育可分為平滑肌（不隨意肌）、骨骼肌（隨意肌又稱橫紋肌）和心肌三種。

功能

在骨骼的協調下，由大腦皮質的運動中心所控制。而心肌與平滑肌則由自主神經支配或由內分泌系統協調，不受大腦皮質的影響。橫紋肌一般的收縮速度較快，也容易疲累，而平滑肌則收縮較為緩慢且能持久。

病因

坐姿不良、缺乏運動、壓力及生活作息不正常，都會導致各種肌肉問題。如果失去神經系統的支配，就會在幾個月內迅速萎縮到原先的三分之二，所以很多看似肌肉出問題的疾病，其實都是屬於神經系統的病變。

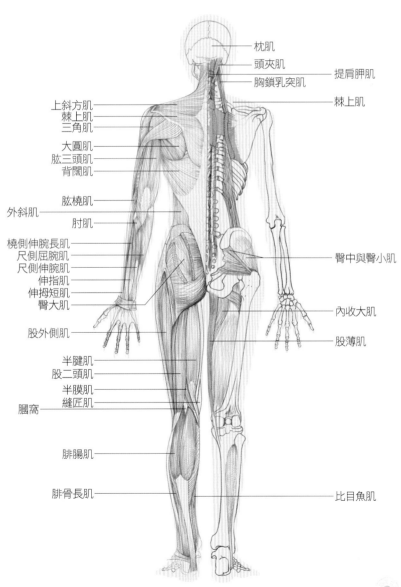

枕肌
頭夾肌
提肩胛肌
胸鎖乳突肌
棘上肌
上斜方肌
棘上肌
三角肌
大圓肌
肱三頭肌
背闊肌
肱橈肌
外斜肌
肘肌
橈側伸腕長肌
尺側屈腕肌
尺側伸腕肌
伸指肌
伸拇短肌
臀大肌
股外側肌
臀中與臀小肌
內收大肌
股薄肌
半腱肌
股二頭肌
半膜肌
縫匠肌
膕窩
腓腸肌
腓骨長肌
比目魚肌

● 肌肉系統背面圖

骨骼系統

　　以人體主要架構支撐起整個生命體的骨骼系統來說，成年人的骨頭數目雖然因人而異，但大體上約略有206塊不同形狀和大小的骨頭構成整個身體的架構。占人體體重一半的肌肉系統則和骨骼系統一樣，共同肩負起支撐整個身體的重責大任，然後在主宰生命的大腦運作下，透過脊髓和神經系統，以及血液供應，產生運動，進而控制和調節整個身體的每一個動作和行為。

主要部分

　　全身的骨骼被區分為兩大系統，中軸骨骼和附肢骨骼；中軸骨骼有頭骨、脊椎骨、胸骨和肋骨，附肢骨骼則有肩胛骨、鎖骨、

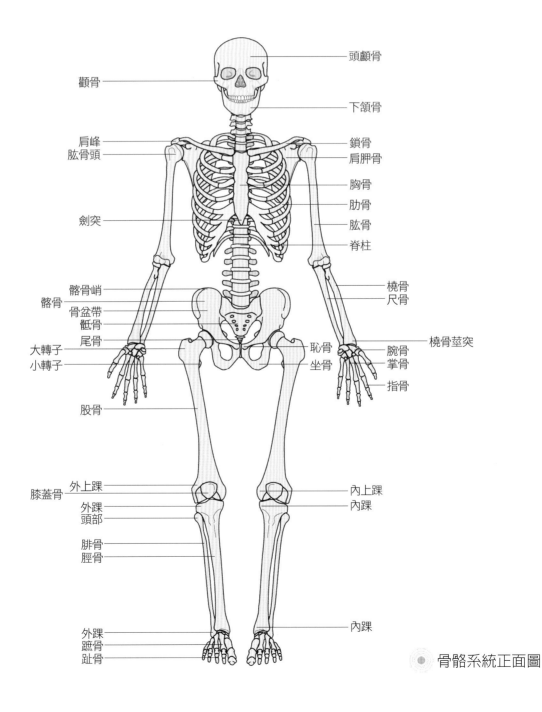

顴骨
頭顱骨
下頜骨
肩峰
肱骨頭
鎖骨
肩胛骨
胸骨
肋骨
肱骨
脊柱
劍突
髂骨峭
髂骨
骨盆帶
骶骨
尾骨
大轉子
小轉子
橈骨
尺骨
恥骨
坐骨
橈骨莖突
腕骨
掌骨
指骨
股骨
外上踝
膝蓋骨
外踝
頭部
內上踝
內踝
腓骨
脛骨
外踝
蹠骨
趾骨
內踝

● 骨骼系統正面圖

上肢骨、下肢骨等，約占成年人體重的百分之十五。

功能

　　支撐人體的主要架構外，對體內其他系統也有很大的功用；例如：骨髓可以造血，讓細胞生長發育，並儲存許多礦物質，如鈣、磷、錳、鎂等，此外，還能兼顧到保護內臟的重要作用。

男女差異

　　一般而言，男性骨骼較粗、較大、較重，骨面較為粗糙，凹凸也多些，女性則顯得較為纖細、較輕。在所有的骨骼中，以骨盆的差異性較大，也是主要判別所屬性別的方法，其次是顱骨和四肢骨。

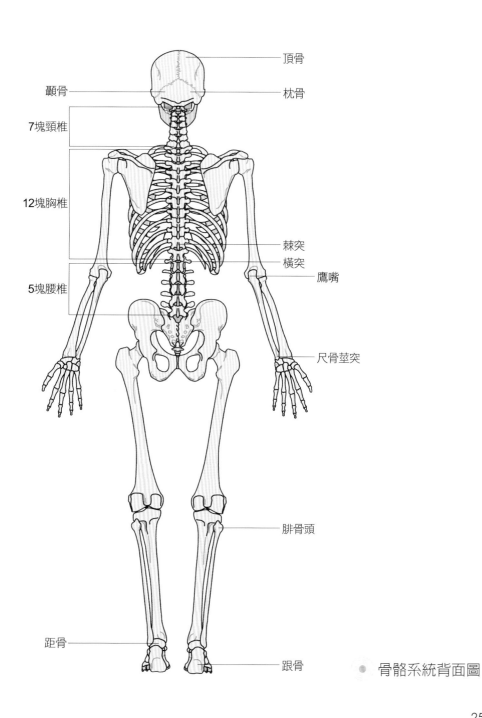

頂骨
顱骨
枕骨
7塊頸椎
12塊胸椎
棘突
橫突
鷹嘴
5塊腰椎
尺骨莖突
腓骨頭
距骨
跟骨

● 骨骼系統背面圖

心血管循環系統

為了輸送養分和新鮮空氣,維持體內各部位的正常運作,負責運送血液的心血管系統,所扮演的角色就顯得相當特殊。只要心血管系統稍有異常,停止運作,短短幾秒鐘就會造成大腦意識中斷,引起休克、昏迷,更會促使供應新鮮空氣、排出不必要二氧化碳的呼吸系統終止運作,終導致人體受損情況嚴重,造成無法挽回的局面。

主要部分

循環系統主要包括有心臟、血管和血液,運作的方式是以心臟為中心,流出的動脈負責將氧氣輸送到全身各個組織和部位,提供動力;靜脈則匯集各器官組織所產生的廢物,回流至心臟;毛細血管則是連接動脈和靜脈末稍之間微血管。

功能

血液在心臟的推動下,持續不斷將營養物質、氧氣和內分泌系統所產生的激素輸送到全身各個部位和組織,以保證體內生理機能的正常運作。

病因

腦心血管疾病在國內一直位居十大死因前四名。腦心血管疾病的高危險群,除了定期量血壓、抽血檢測外,多運動、少鹽、少油 (動物性脂肪及飽和脂肪) 及飲食的保健更是重要。

呼吸系統

呼吸系統主要由鼻、鼻腔、咽、喉、肺、氣管、支氣管、小支氣管,以及肺氣泡、橫隔膜等器官組織而成,也就是肺與相關呼吸道所組成的氣體交換場所,統稱為呼吸系統。而所謂的「氣體交換」,指的是日常的呼吸行為中,在身體內攝取氧氣,並排出二氧化碳的過程。

主要部分

由一系列氣體通路的呼吸道、肺血管、肺和呼吸肌組織所組成的,氣體通路則包括鼻腔、咽、喉、氣管、支氣管等。鼻腔中的鼻毛,氣管內的黏液膜和纖毛,可過濾和黏附隨空氣進入呼吸道的塵埃或異物,藉纖毛的擺動而排至喉頭吐出。

功能

是將新鮮的氧氣送入血液,再由血液輸送到全身各個組織和部位,同時,也將體內所產生的廢物,諸如二氧化碳等排出體外。以工作頻率來說,肺僅僅次於心臟,每分鐘擴張和收縮可達十二至八十次。

病因

每年的秋冬季節是流行性感冒的高峰期,會出現包括發燒、頭痛、肌肉痠痛、流鼻水、喉嚨痛、咳嗽、疲倦等症狀。另外,經常曝露在空氣污染的環境中,經由呼吸系統吸入肺部,將含重金屬的廢氣物、石綿粉、煙等逐漸沉積在小支氣管或肺泡中,很容易引發疾病。

泌尿系統

泌尿系統最主要的功能，是負責尿液的產生、運送、儲存與排泄。也就是將身體內經由代謝過程中所產生的廢物排出體外；另外，還能調節體內水分及電解質的平衡。因此，當尿液將體內多餘的廢物排出體外時，不單單只有排出水分而已，還有包括尿酸、尿素，以及一些無機鹽類。

主要部分

主要包含左右兩顆腎臟、左右兩條輸尿管、膀胱、內外兩道括約肌與尿道。

功能

腎臟位於體內腹背部柱的兩旁，當血液帶著體內各器官組織所代謝掉的廢物經過腎臟時，腎臟能將所有的廢物過濾，以尿液的形式儲存在膀胱內，然後排出體外。正常的情況下，人體代謝所產生的廢物，約有百分之七十五是由腎臟排出，腎臟並可以控制尿量、尿酸度和鹽的濃度，而膀胱在一天內，則需排空三至四次。

病因

泌尿道感染、間質性膀胱炎、尿失禁、良性前列腺增生症、前列腺炎等，都是常見的泌尿系統疾病或症狀。其中還有許多和腎臟有關的疾病，如腎結石、腎衰竭等都會損害腎功能。

生殖系統

到了特定時期才會發生作用的生殖系統，不管男女在身體裡都屬於較為獨立的系統，是和人類傳承非常密切相關的器官總稱。擔負生物繁衍的神聖使命，人類的生存和維繫全都有賴於健全的生殖系統。

主要部分

男性生殖系統包括：睪丸、副睪、陰囊、輸精管、射精管、精囊、尿道、前列腺及陰莖。女性生殖系統包含：內生殖器和外生殖器；大部分在體內，包括有：卵巢、輸卵管、子宮、陰道等結構。

功能

產生下一代的精子與卵。

注意事項

生殖系統雖然在人身體內算是比較獨立的部位，但因為肩負了生物繁衍的重責大任，再加上，目前相關於生殖系統的癌症仍占癌症中的大多數，諸如乳癌、子宮癌、前列腺癌、卵巢癌等，因此成為現代醫學的研究重點。

神經系統

一般而言，神經系統共分爲兩大系統，分別是腦和脊髓的中樞神經系統，以及感覺與傳送細胞的周邊神經系統。從身體的周邊傳遞訊息到中樞神經，中樞神經接收之後，再發出訊息引起身體的活動，這種方式，以神經系統的組織感覺及傳遞訊息，然後引起身體一連串的反應，再以控制運動功能的方式表現出來，就是整個神經系統的運作。

主要部分

組成中樞神經系統的有位於頭部的大腦、小腦和腦幹；大腦約占腦重的百分之八十五，分爲左右二個半球；小腦則位於大腦的後下方；腦幹下連接著脊髓，可說是腦的延伸部分，脊髓可將訊息傳遞到腦，並向身體其他區域發出指令。

功能

掌管著人所有的行爲，如同電腦的控制中心，隨時隨地監控內外在環境的變化和刺激，啓動思考，做出反應，並調節身體裡每一個環節的運作，累積學習經驗，形成記憶和智慧，並且永不休息。

內分泌 / 免疫系統

內分泌系統和免疫系統肩負著維持身體各部位正常運作的功能，專職負責將身體調整到最好的狀況，遇到疾病時，會自動產生防禦機制，抵抗病菌的入侵，平時，則盡量避免各系統出現異常，或是產生任何問題，可說是身體裡最佳的防衛功臣。

主要部分

透過內分泌腺或體內其他器官，諸如心、部分腸胃道所產生的複雜化學物質——激素；免疫系統的胸腺、脾、淋巴組織以及骨髓等，所產生和釋放出來的淋巴細胞、抗體等一系列免疫細胞和免疫分子。

功能

激素能維持體內正常的新陳代謝、生長發育，提供各部位一個良好的運作環境；免疫細胞和分子可以透過血液和淋巴分布於全身各個部位，殺死入侵的病菌，維持各部位的正常運作。

消化系統

從食物進入口腔開始，食道、胃、小腸、大腸、胰臟等器官組織都屬於消化系統的範疇。食物消化的過程中，脾臟為了維持血液健康和清潔的功能，都會顯得比較大；而小腸則是整個消化系統中最長的部分，主要功能是吸收食物；最後到了大腸，食物在這裡靠微生物分解和最後的吸收，多餘的廢物也在這裡排出。整個消化過程，正常情形下，約略需要十二個小時。

主要部分

包括口、食道、胃、肝、胰臟和腸等。

功能

將人吃下去的食物，分解成較小的分子，容易為小腸吸收，然後經過循環系統，輸送到全身，轉化成身體的能量，以及建造和修補身體組織的原料；而未被消化的食物，也在消化系統的運作下，轉化成廢物，或是稱之為糞便，排出體外。

注意事項

和其他系統相比，很明顯就能感覺到它的運作，尤其是出問題時，如飢餓、胃痛、腹脹等。

經絡系統

經為徑，絡為網羅，所謂的經絡系統，就是指縱行在全身的幹線，以及遍布全身，錯綜複雜卻又井然有序組成相互關連、各有所屬的系統。經絡學說就是闡明經絡在人體生命活動過程中的生理作用和病理變化的學說。人體氣血運行的脈絡總共包括有十二經脈、奇經八脈、十二經別、十二經筋以及十二皮部等。

主要部分

包含十二經脈，分屬手三陰經、手三陽經、足三陰經、足三陽經；因是主體，又稱為「正經」。另外，再包含簡稱為「奇經」的奇經八脈，以及十五脈絡。

功能

經絡是人體氣血運行的通路，內屬於五臟六腑，外分布於全身，將體內各個部位組織連結在一起，隨著正常的機能運作，讓氣血循環至全身上下的途徑。一般而言，全身的經絡系統主要因為經絡系統聯繫著全身重要的臟器還有組織，因此不管在生理、保養，還有治療疾病上都有著很大的功效。

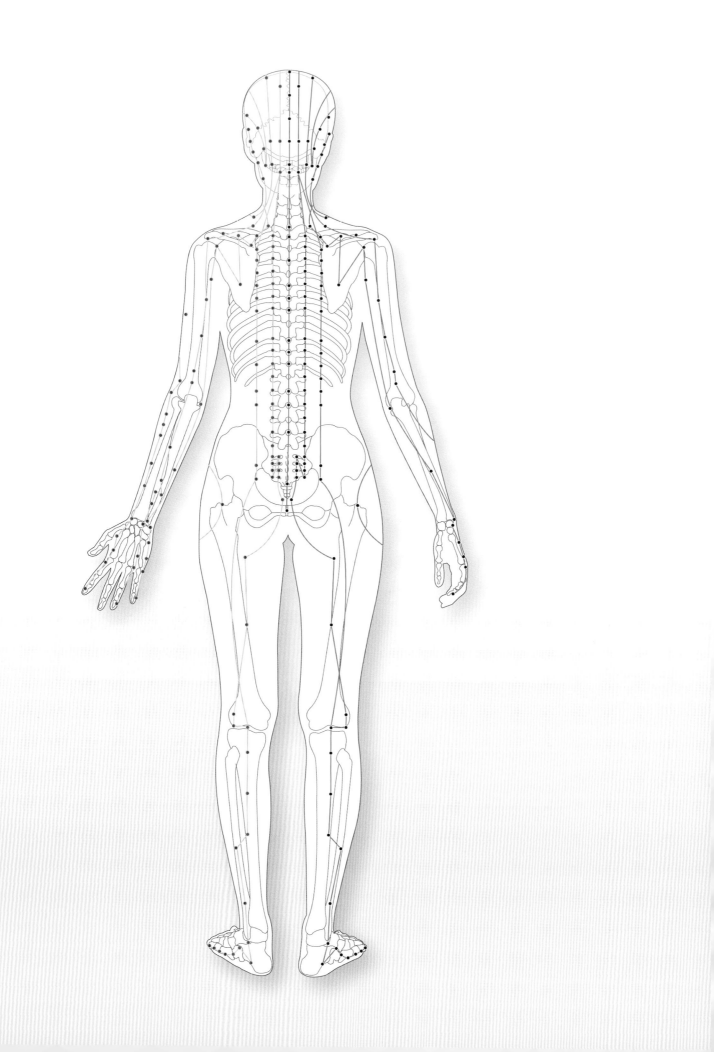

Chapter 2 經絡系統

Channels and collaterals system

經絡是指人體內氣血運行的通路，分布在四肢、頭部和身體各部位，主要內容有十二經脈、奇經八脈、十二經別、十二經筋、十二皮部，以及十五絡脈等。其中經脈分為正經和奇經。

⊙ 十二經脈

·手太陰肺經	·手陽明大腸經	·足陽明胃經
·足太陰脾經	·手少陰心經	·手太陽小腸經
·足太陽膀胱經	·足少陰腎經	·手厥陰心包經
·足少陽膽經	·足厥陰肝經	·手少陽三焦經

⊙ 奇經八脈

·任脈	·督脈
·衝脈	·帶脈
·陽蹻脈	·陰蹻脈
·陽維脈	·陰維脈

十二經脈

十二經脈是經絡系統中的主幹，又被稱為「正經」，其主要是根據臟腑、手足、陰陽而定名，包括：手三陰經（手太陰肺經、手厥陰心包經、手少陰心經）、手三陽經（手陽明大腸經、手少陽三焦經、手太陽小腸經）、足三陽經（足陽明胃經、足少陽膽經、足太陽膀胱經）、足三陰經（足太陰脾經、足厥陰肝經、足少陰腎經），是氣血運行的主要通道。

臟為陰、腑為陽

根據臟為陰，腑屬陽，內側為陰，外側屬陽的原則，十二經脈中，凡是屬於臟的經脈，運行在四肢內側的統稱為陰經，主要有分布在上肢內側的手三陰經，包括：有手太陰肺經、手厥陰心包經、手少陰心經；還有下肢內側的足三陰經，包括足太陰脾經、足厥陰肝經、足少陰腎經。

至於，脈絡屬於腑的，分布在四肢外側的就是陽經，包括有運行在上肢外側的手三陽經，計有手陽明大腸經、手少陽三焦經、手太陽小腸經；分布在下肢外側的足三陽經，計有足陽明胃經、足少陽膽經、足太陽膀胱經。

奇經八脈

除了十二經脈外，還有簡稱為奇經的奇經八脈。但在奇經八脈中，只有任脈和督脈有所屬的經穴，其他六條衝脈、帶脈、陽蹻脈、陰蹻脈、陽維脈、陰維脈都是和別的經穴相交會，因此，在經絡學中，又將任、督兩脈，結合十二經脈，通稱為「十四經脈」。

因為十二經脈和奇經八脈密切聯繫著全身的組織和器官，所以，不管在生理或心理上都有很大的功用，尤其是在防治疾病的產生，更是多有助益。至於從經脈分出的經別和脈絡，經別主要是循行於體內，脈絡則是分布在體外，兩者其實就是在加強裡外經脈間的相合關係。

經別、脈絡基本概況表

名稱	內容	分布位置	功效
十二經別	十二正經分出的支脈	胸、腹、頭部	1.溝通、加強、調和表裡兩經 2.加強內外和臟腑間的聯繫 3.灌注氣血，濡養全身
十五脈絡	十四經脈各分出一絡再加上脾之大絡	四肢和身體軀幹的前、後、側面	1.溝通表裡兩經，加強經脈的循環 2.滲灌局部氣血
十二經筋	十二經脈氣血所濡養的筋肉和關節	頭、身體、四肢	1.連結全身骨節，有利關節屈伸 2.保持人體正常運動
十二皮部	經絡氣血滲灌於體表的部位	人體的最外層	身體器官組織的屏障

十四經脈主要療效表

名稱＼功效	主要功能	主治	相同之處	
手太陰肺經	呼吸和氣體交換	肺、咽喉病		胸部病
手厥陰心包經	調節血液循環、大腦皮層功能	心、胃病	健忘症	胸部病
手少陰心經	調節血液循環和大腦皮層功能	心病	健忘症	胸部病
足太陰脾經	造血、消化、吸收、調節血糖	脾胃病		陰部搔癢、感染、婦科病
足厥陰肝經	造血、解毒、血液淨化、消化及部分神經	肝病		陰部搔癢、感染、婦科病
足少陰腎經	生殖、過濾分解、分泌作用	腎、肺、咽喉病		陰部搔癢、感染、婦科病
手陽明大腸經	排泄	前頭、鼻、口、齒病		眼、咽喉、熱病
手少陽三焦經	調節生理機能、體液、神經、消炎、大腦皮層神經	頭側、脅肋病	耳病	眼、咽喉、熱病
手太陽小腸經	消化、吸收、分泌營養、分清理濁	頭後、肩胛病、健忘症	耳病	眼、咽喉、熱病
足陽明胃經	消化	頭前、口、齒、咽喉、胃腸病		健忘症、熱病
足少陽膽經	消化、輔助調節內臟機能	頭側、耳、脅肋病	眼病	健忘症、熱病
足太陽膀胱經	泌尿系統、調節內臟機能	頭後、背腰病	眼病	健忘症、熱病
任脈	全身生理性機能	回陽、固脫、有強壯的作用		健忘症、臟腑病、婦科病
督脈	脊椎與生理機能	中風、昏迷、熱病、頭面病		健忘症、臟腑病、婦科病

手太陰肺經

肺經（Lung，編號為LU）

起於胸部的中府穴，終於手部的少商穴，左右各有11個穴位。

主要功能

肺屬「金」，掌管人的呼吸，是人體「氣機」升降的關鍵。開竅於「鼻」，還能影響體表皮膚及毛孔的開合。

主治

咳嗽、咽喉腫痛、多痰、氣喘、鼻塞流鼻涕、皮膚乾燥、皮膚過油等症狀；重症者則是肺結核、肺積水、肺氣腫、肺微細血管栓塞等；還有因經絡不順而引起手臂內側前緣痛，肩背寒冷、疼痛等。

對應時辰

清晨三點至五點

循行路線

分布在胸部的外上方，上肢掌面和手掌及拇指的橈側。從中焦開始向下聯絡大腸，繞回來沿著胃的上緣，通過橫膈，入屬肺臟，從肺系（肺和喉部相聯繫的結構）橫行出來（中府），向下沿著上臂的內側，走到手少陰與手厥陰經的前面，再下行到肘窩中，沿著前臂內側橈側前緣，經過孔最、列缺、經渠、太淵、魚際，沿著魚際邊緣，出拇指內側端（少商）。

註解

上焦：從橫膈之上的胸腔部分，肺、心臟、氣管、支氣管。

中焦：從橫膈之下到肚臍，肝、膽、脾、胃。

下焦：肚臍以下的腹部，大腸、小腸、膀胱、腎臟、子宮卵巢等。

分支

從列缺分出一條經脈，一直走向食指內側端（商陽），與手陽明大腸經相連接。

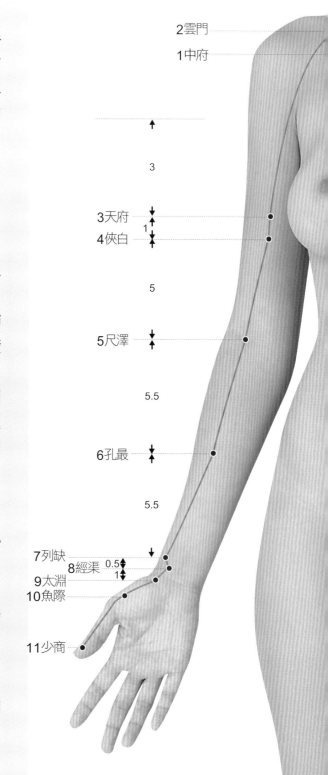

2雲門
1中府

3

3天府
1
4俠白

5

5尺澤

5.5

6孔最

5.5

7列缺
8經渠　0.5
9太淵　1
10魚際

11少商

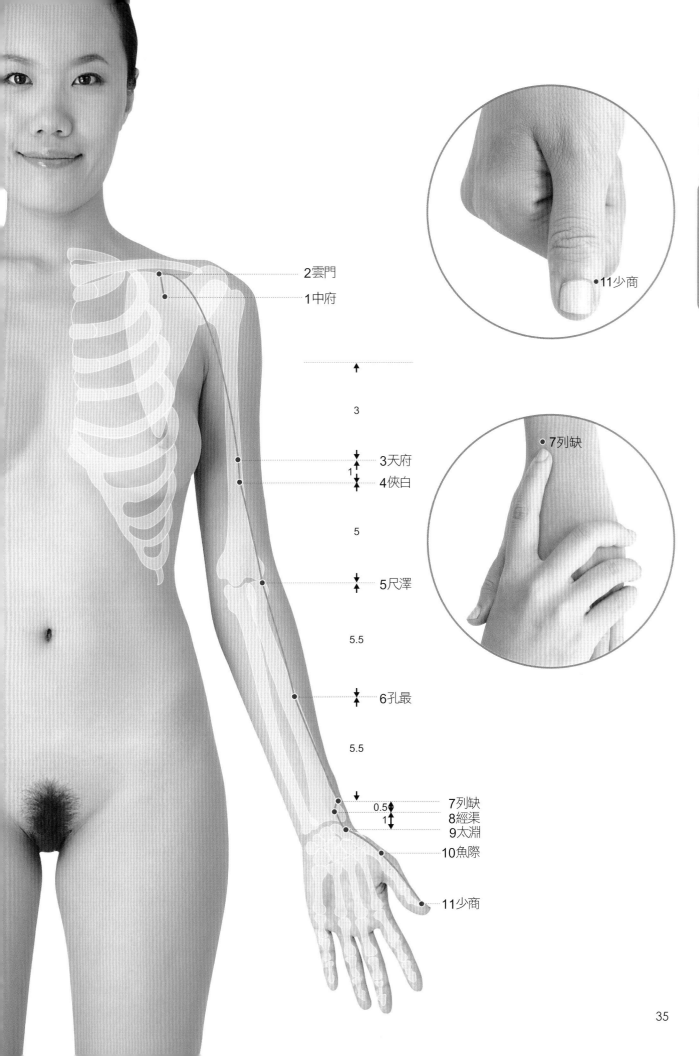

2雲門

1中府

3

3天府

1

4俠白

5

5尺澤

5.5

6孔最

5.5

7列缺

0.5

8經渠

1

9太淵

10魚際

11少商

•11少商

•7列缺

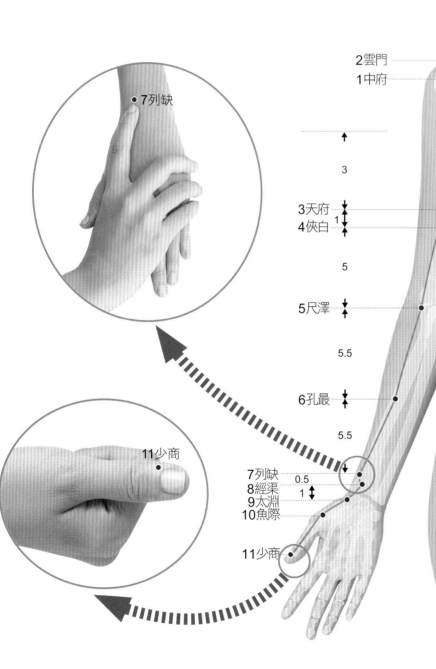

7列缺

11少商

2雲門
1中府

3天府
4俠白
1

3

5

5尺澤

5.5

6孔最

5.5

7列缺
8經渠　0.5
9太淵　1
10魚際

11少商

【中府LU1】

取穴：正坐，在前胸壁之外上部，也就是鎖骨中點外2寸，第二肋骨外側，距離任脈6寸。

主治：咳嗽、氣喘、胸痛、胸部脹滿、肩背痛。

【雲門LU2】

取穴：正坐，鎖骨外端下凹陷處，在中府穴上1寸處。

主治：咳嗽、喘息、胸痛、胸中煩悶、肩痛等。

【天府LU3】

取穴：正坐，上臂內側，腋橫紋下3寸，肱二頭肌外緣。

主治：氣喘、鼻孔出血、肩痛、上臂內側痛等。

【俠白LU4】

取穴：正坐，上臂內側，肱二頭肌外緣，天府穴下1寸。

主治：咳嗽、氣短、乾嘔、胃痛、心痛、胸部煩悶、上臂內側痛。

【尺澤LU5】

取穴：仰掌伸臂，肘橫紋中央偏橈側，在肘關節的橈側。

主治：咳嗽、氣喘、咳血、熱潮紅、喉嚨腫痛、胸部脹滿、小兒驚風。

【孔最LU6】

取穴：仰掌伸臂，在橈骨前面，尺澤穴下5寸處。

主治：咳嗽、氣喘、胸痛、咳血、熱潮紅、胸部脹滿、喉嚨腫痛、肘臂攣痛、小兒驚風。

【列缺LU7】

取穴：仰掌伸臂，兩手虎口交叉，一手食指按在橈骨莖突上，指尖下凹陷處；或是橈骨莖突上方，腕橫紋上1寸5分處。

主治：頭痛、咳嗽、鼻塞、喉嚨痛、腕痛、氣喘、牙痛、口眼歪斜。

【經渠LU8】

取穴：仰掌伸臂，腕橫紋上1寸，在橈骨莖突內側和橈動脈之間的凹陷處。

主治：咳嗽、氣喘、發燒、胸痛、喉嚨腫痛、手腕痛。

【太淵LU9】

取穴：仰掌伸臂，在腕關節部，橈動脈橈側凹陷處。

主治：咳嗽、氣喘、胸痛、咳血、心悸、腕臂痛。

【魚際LU10】

取穴：仰掌伸臂，在第一掌骨中點的橈側，赤白肉際處。

主治：咳嗽、咳血、失聲、發燒、喉嚨腫痛、掌中熱、手指痙攣。

【少商LU11】

取穴：握拳，拇指橈側，指甲角旁1分處。

主治：咳嗽、鼻孔出血、發燒、昏迷、喉嚨腫痛。

手陽明大腸經

大腸經（Large Intestine，編號為LI）

起於手部的商陽穴，終於頭部的迎香穴，左右各有20個穴位。

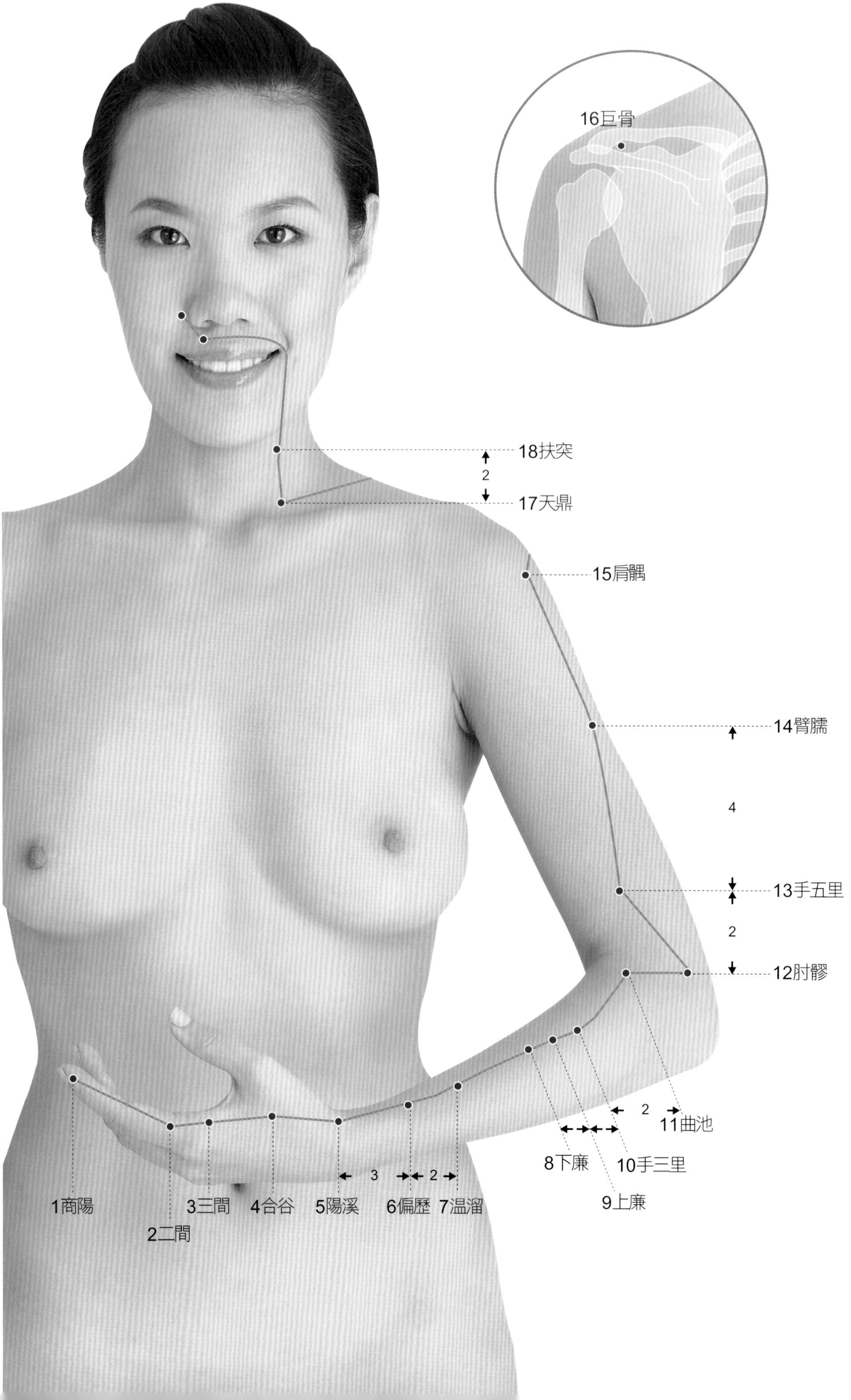

16巨骨
18扶突
2
17天鼎
15肩髃
14臂臑
4
13手五里
2
12肘髎
2
11曲池
8下廉
10手三里
9上廉
3
2
1商陽
2二間
3三間
4合谷
5陽溪
6偏歷
7溫溜

主要功能

「手陽明大腸經」屬「金」。大腸與小腸結合成人體的腸道系統，大腸主管水分的吸收，以及廢棄物的排泄。

主治

頭面五官疾患，如牙痛、咽喉腫痛、鼻子過敏、流口水、手偏癱、皮膚病、腸胃病、痔瘡及頸腫痛、上肢伸側前緣及肩部疼痛等。

應時辰

卯時，也就是清晨五點至七點

循行路線

從食指末端的商陽穴開始，沿著食指內側向上，通過合谷穴，也就是第一、二掌骨之間，向上進入兩筋之間的凹陷處，入肘外側的曲池穴，經肘髎，沿著上肢橈骨側緣，上至肩端，過肩髃穴，再經肩鎖關節凹陷處巨骨穴上行，到鎖骨上的天鼎穴，上經喉結正中旁的扶突穴，上行至人中旁的禾髎穴，止於鼻翼旁的迎香穴。

分支

1. 從巨骨穴行至柱骨旁，與督脈大椎穴相會，再前行至陽明胃經缺盆穴，往下經肺臟，貫穿橫膈膜，到達大腸。
2. 從鎖骨上窩處上走至頸部，經過面頰，進入下齒齦，回繞至上唇，交叉於人中，左脈向右，右脈向左，分布到鼻翼兩旁的迎香穴，和足陽明胃經相連接。

【商陽LI1】

取穴：俯掌，食指橈側，指甲角旁約0.1寸的地方。

主治：牙痛、喉嚨痛、發燒、指甲麻木、昏迷。

【二間LI2】

取穴：微握拳，食指第一節指骨基底前橈側橫紋，赤白肉際中。

主治：頭痛、喉嚨腫痛、眼睛赤痛、流鼻血等。

【三間LI3】

取穴：微握拳，在第二掌骨小頭後方橈側，食指最後一節橈側凹陷處。

主治：頭痛、喉嚨腫痛、眼睛痛、流鼻血、手指和手背紅腫。

【合谷LI4】

取穴：俯掌，展開拇食兩指，在一、二掌骨間微凹陷處。

主治：牙痛、喉嚨痛、頭痛、鼻塞、流鼻血、便秘、上肢疼痛、腹瀉。

【陽溪LI5】

取穴：俯掌，在腕關節橈側面，拇指向上翹起時，伸拇長肌腱和橈骨下端所構成的凹陷處。

主治：手腕痛、頭痛、眼睛赤痛腫痛、牙痛、喉嚨腫痛。

【偏歷LI6】

取穴：側腕屈肘，在陽溪和曲池穴的連線上，陽溪穴上3寸處。

主治：耳鳴、手臂痠痛、喉嚨腫痛、流鼻血、雙眼發紅。

【溫溜LI7】

取穴：側腕屈肘，在陽溪和曲池的連線上，陽溪穴上5寸的位置。

主治：腸鳴、腹痛、肘臂痠痛、頭痛、面腫、喉嚨腫痛、口腔炎。

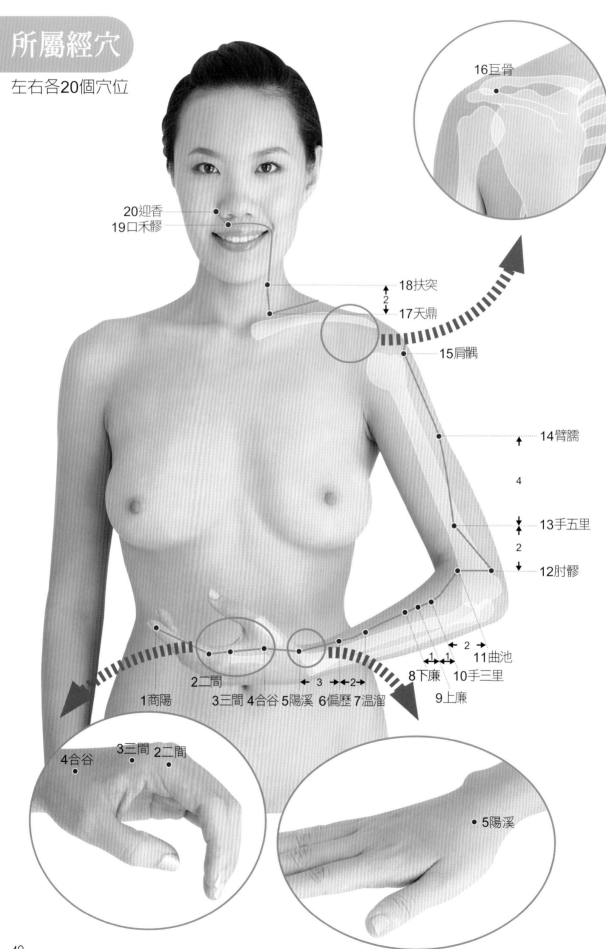

16巨骨

20迎香
19口禾髎

18扶突

17天鼎

15肩髃

14臂臑

4

13手五里

2

12肘髎

2 曲池
11曲池

1 1

8下廉 10手三里

9上廉

2二間

3三間 4合谷 5陽溪 6偏歷 7溫溜

1商陽

4合谷

3三間 2二間

5陽溪

【下廉LI8】

取穴：側腕屈肘，在陽溪和曲池的連線上，曲池下4寸的位置。

主治：肘臂痠痛、腹痛、腸鳴、上肢不遂、目眩、頭痛。

【上廉LI9】

取穴：側腕屈肘，在陽溪和曲池的連線上，曲池下3寸的位置。

主治：上肢麻木、肩臂痠痛、腸鳴、腹痛、腹瀉等。

【手三里LI10】

取穴：側腕屈肘，在陽溪和曲池的連線上，曲池下2寸的位置。

主治：牙痛、頰痛、腹痛、腹瀉、癱瘓、上肢麻木、背脊疼痛。

【曲池LI11】

取穴：屈肘，在肘橫紋外端的凹陷處。

主治：蕁麻疹、結膜炎、角膜炎、高血壓、發燒、上肢麻木、癱瘓、喉嚨腫痛、牙痛。

【肘髎LI12】

取穴：屈肘，在肱骨外上髁的上方，也就是曲池穴上方1寸的位置，肱骨內側的邊緣。

主治：肘臂痠痛、麻木、肩痛、癱瘓。

【手五里LI13】

取穴：屈肘，在肱骨外側，肱二頭肌外緣，曲池和肩髃穴的連線上，於曲池穴上3寸的位置。

主治：肘關節痛、肩痛、癱瘓、上肢麻木等症。

【臂臑LI14】

取穴：垂臂屈肘，三角肌前的下緣處，也就是在曲池和肩髃穴的連線上，曲池穴上7寸的位置。

主治：肩臂痠痛、頸部僵硬、眼睛赤痛、上肢麻木。

【肩髃LI15】

取穴：正坐，上臂外展平舉時，肩峰與肱骨大結節，於三角肌方凹陷處的位置。

主治：肩臂疼痛、上肢不遂。

【巨骨LI16】

取穴：正坐，鎖骨肩峰端和肩胛骨之間的凹陷處。

主治：肩臂疼痛、肩背部的相關病症。

【天鼎LI17】

取穴：正坐，在頸側部，天突穴旁3寸，鎖骨上扶突穴直下2寸處。

主治：喉嚨腫痛、失語。

【扶突LI18】

取穴：正坐，在頸側部，喉結旁開3寸，胸鎖乳突肌後，即人迎穴後1寸5分處。

主治：咳嗽、氣喘、喉嚨腫痛、高血壓、音啞、打嗝。

【口禾髎LI19】

取穴：正坐，鼻孔外緣直下，水溝穴兩旁5分處。

主治：鼻塞、流鼻血、面癱。

【迎香LI20】

取穴：正坐，在鼻翼外緣中點旁開5分，意即鼻唇溝處的位置。

主治：鼻塞、流鼻血、面癢、面腫。

主要功能

胃負責飲食的消化運轉，堪稱「後天能量」的生化本源。連結五臟六腑，負責全身養分的傳輸。

主治

胃下垂、胃潰瘍、十二指腸潰瘍、胃酸過多、口臭、鼻子過敏、三叉神經痛、吞嚥困難、腸胃炎、牙痛。

對應時辰

辰時，也就是上午七點至九點，是胃氣充盛的時段。

循行路線

足陽明胃經經穴分布在頭面部、頸部、胸腹、下肢的前外側面。起於承泣，止於厲兌。從鼻翼外側的迎香穴開始，上行到鼻根部，和它旁邊的足太陽膀胱經交會，再向下沿著鼻子的外側（承泣）入齒齦，回出環繞口唇，向下交會於頦唇溝承漿穴，再向後沿著口腮後下方，出於下頦大迎穴處，過下頷角，上行至耳前，經過上關，沿著髮際到達前額。

分支

1. 面部支脈：從大迎穴前下過人迎，沿著喉嚨，進入鎖骨上窩處，向下通過橫膈，屬於胃，聯絡脾。
2. 缺盆部直行的脈：從鎖骨上窩直下，經乳頭，向下挾臍旁，進入腹股溝氣衝穴處。
3. 胃下口部支脈：從胃下口，沿著腹裡向下到氣衝穴會合，再由此下行到大腿前側，下至髕骨，再沿著脛骨外側前緣，下行至足背，進入第二足趾外側端的厲兌穴。
4. 足三里支脈：從足三里處分出，進入足中趾外側。足背部最高點又分出，進入足大趾內側端的隱白穴，和足太陰脾經相接。

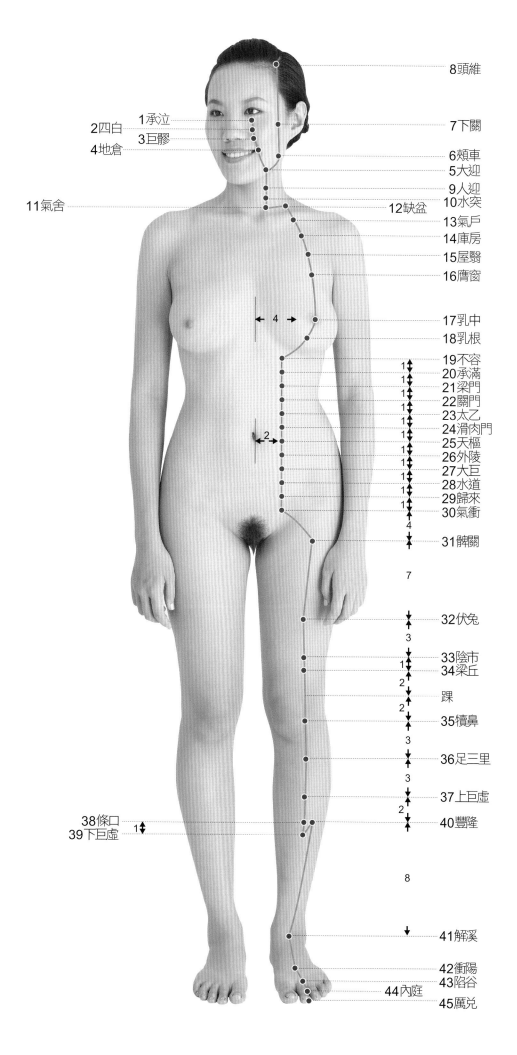

8頭維

2四白　1承泣
3巨髎
4地倉

7下關

6頰車
5大迎
9人迎
10水突

11氣舍

12缺盆
13氣戶
14庫房
15屋翳
16膺窗

17乳中
18乳根
19不容
20承滿
21梁門
22關門
23太乙
24滑肉門
25天樞
26外陵
27大巨
28水道
29歸來
30氣衝

31髀關

32伏兔

33陰市
34梁丘

踝

35犢鼻

36足三里

37上巨虛

38條口
39下巨虛

40豐隆

41解溪

42衝陽
43陷谷
44內庭
45厲兌

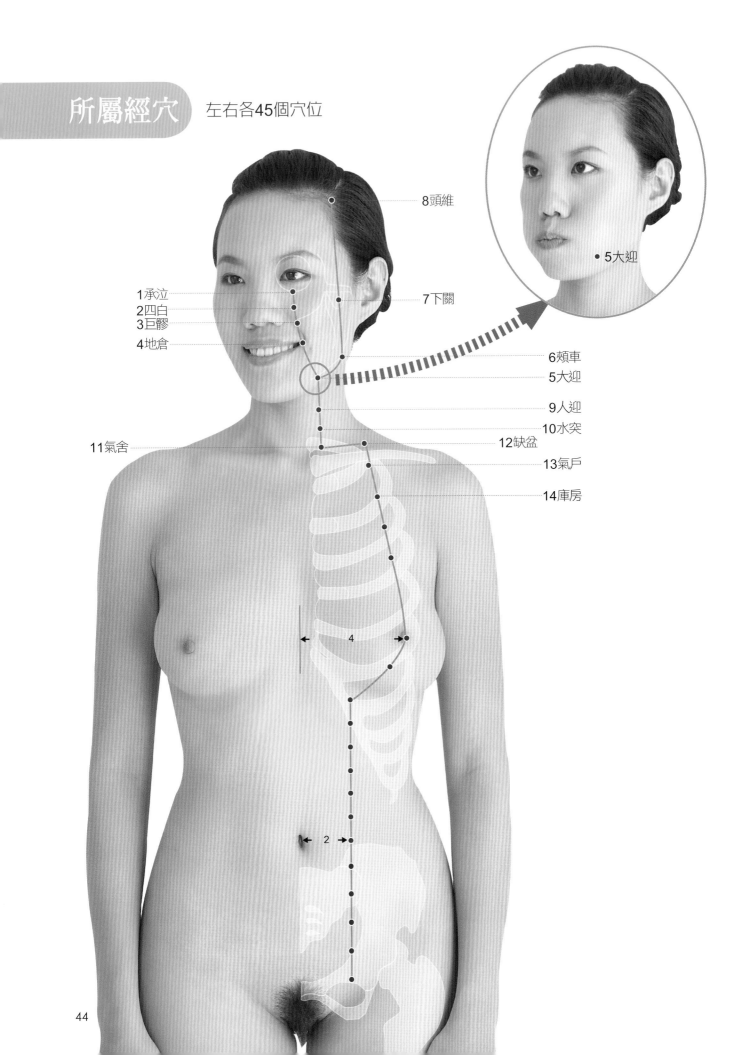

所屬經穴 左右各45個穴位

8頭維

5大迎

1承泣
2四白
3巨髎
4地倉

7下關

6頰車
5大迎

9人迎
10水突

11氣舍

12缺盆

13氣戶

14庫房

4

2

44

【承泣ST1】

取穴：正坐，雙眼直視前方，瞳孔直下方0.7寸，靠近眼眶的下邊緣處。

主治：近視、口眼歪斜、流淚、眼睛赤痛腫痛、夜盲。

【四白ST2】

取穴：正坐，在承泣穴直下0.3寸，眼眶下孔骨凹陷處。

主治：眼睛赤痛腫痛、近視、面肌痙攣、三叉神經痛、口眼歪斜。

【巨髎ST3】

取穴：正坐，在四白穴直下，也就是瞳孔直下與鼻翼下緣沿線之交點處。

主治：牙痛、口眼歪斜、流鼻血、面癱、眼睛赤痛腫痛。

【地倉ST4】

取穴：正坐，在口角旁0.4寸處，意即口角外側。

主治：口角歪斜、流口水、牙痛、面癱、面肌痙攣。

【大迎ST5】

取穴：側臥，閉口鼓氣時，下頷骨邊緣出現一溝形凹陷處。

主治：牙痛、頰痛、面癱、面肌痙攣、口眼歪斜。

【頰車ST6】

取穴：側臥，咬牙時有肌肉隆起最高點的位置。

主治：牙痛、流口水、頰痛、面腫、三叉神經痛。

【下關ST7】

取穴：正坐，閉上嘴巴，找到顴骨凹陷處，再張口，凹陷與閉合處。

主治：耳聾、耳鳴、牙痛、三叉神經痛、口眼歪斜、下頷關節痛。

【頭維ST8】

取穴：正坐，鬢角直上，入髮際，神庭穴旁4.5寸位置。

主治：頭痛、目眩、角膜炎、結膜炎、流淚等。

【人迎ST9】

取穴：正坐，喉結旁1.5寸處，按頸動脈反應處。

主治：喉嚨腫痛、頭暈、喘息、高血壓、甲狀腺腫大。

【水突ST10】

取穴：正坐，在胸鎖乳突肌前緣，人迎和氣舍穴連線的中點。

主治：喉嚨腫痛、喘息、咳嗽。

【氣舍ST11】

取穴：正坐，人迎穴直下，與天突穴平齊線交處。

主治：喘息、喉嚨腫痛、甲狀腺腫大。

【缺盆ST12】

取穴：正坐，在鎖骨上窩處中央，任脈旁開4寸的位置。

主治：咳嗽、氣喘、喉嚨腫痛。

【氣戶ST13】

取穴：正坐，在鎖骨中點之下緣，任脈旁開4寸的位置。

主治：氣喘、咳嗽、胸部脹滿、胸痛。

【庫房ST14】

取穴：正坐，在第一肋間隙，任脈旁開4寸處。

主治：咳嗽、胸痛。

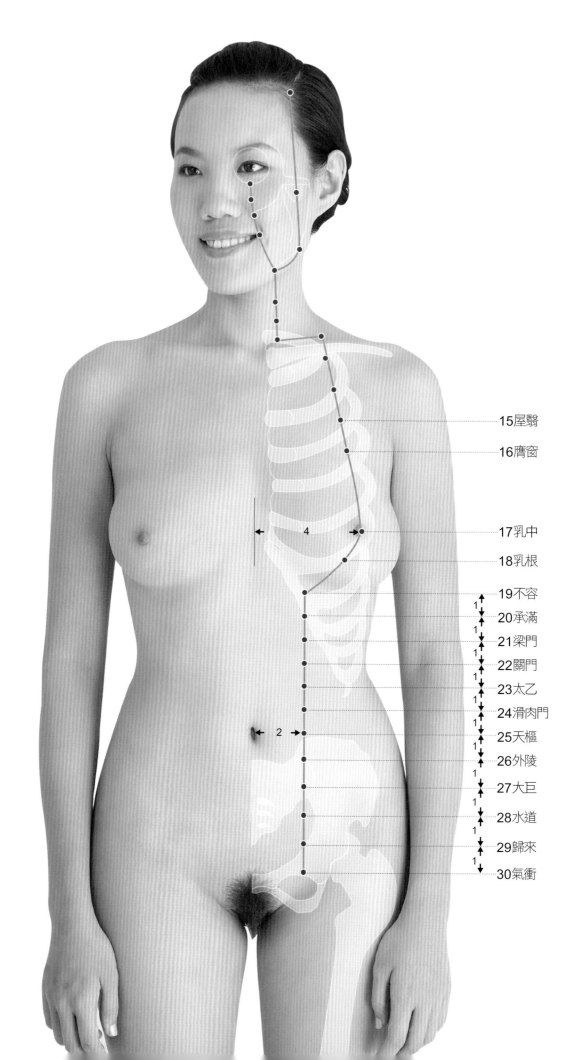

15屋翳

16膺窗

17乳中

18乳根

19不容
20承滿
21梁門
22關門
23太乙
24滑肉門
25天樞
26外陵
27大巨
28水道
29歸來
30氣衝

4

2

1
1
1
1
1
1
1
1
1
1
1
1

【屋翳ST15】

取穴：正坐，第二肋間隙，任脈旁開4寸
的地方。

主治：胸痛、咳嗽、乳腺炎。

【膺窗ST16】

取穴：正坐，第三肋間隙，任脈旁開4寸
的地方。

主治：胸痛、咳嗽、乳腺炎、氣喘。

【乳中ST17】

取穴：正坐，第四肋間隙，在乳頭中央。
（本圖人體乳房有些垂墜，因此乳
中穴不在乳頭處，特此說明）此穴
位禁針禁灸，只作為定位標誌用。

【乳根ST18】

取穴：正坐，第五肋間隙，乳頭下1.6寸
的地方。

主治：乳腺炎、乳汁分泌不足、胸痛。

【不容ST19】

取穴：仰臥，在臍上6寸，即巨闕穴旁2
寸，肋骨下緣處。

主治：嘔吐、食慾不振、腹脹、胃痛。

【承滿ST20】

取穴：仰臥，不容穴下1寸處。

主治：嘔吐、腹脹、胃痛、食慾不振。

【梁門ST21】

取穴：仰臥，承滿穴下1寸處。

主治：嘔吐、腹脹、胃痛、食慾不振。

【關門ST22】

取穴：仰臥，梁門穴下1寸處。

主治：胃痛、腹瀉、水腫、食慾不振。

【太乙ST23】

取穴：仰臥，關門穴下1寸處。

主治：心煩、消化不良、腹瀉、胃痛。

【滑肉門ST24】

取穴：仰臥，太乙穴下1寸處。

主治：癲狂、嘔吐、腹瀉、胃痛。

【天樞ST25】

取穴：仰臥，臍中旁開2寸處。

主治：便祕、腹瀉、月經不調、腹痛。

【外陵ST26】

取穴：仰臥，天樞穴下1寸處。

主治：經痛、腹脹、腹痛。

【大巨ST27】

取穴：仰臥，外陵穴下1寸處。

主治：疝氣、遺精、早洩、小便困難。

【水道ST28】

取穴：仰臥，大巨穴下1寸處。

主治：疝氣、遺精、經痛、不孕、早洩、
腹痛、小便困難。

【歸來ST29】

取穴：仰臥，水道穴下1寸處。

主治：經痛、閉經、白帶多、疝氣、腹
痛、月經不調。

【氣衝ST30】

取穴：仰臥，歸來穴下1寸處。

主治：疝氣、外陰腫痛；泌尿生殖系統的
各項病症。

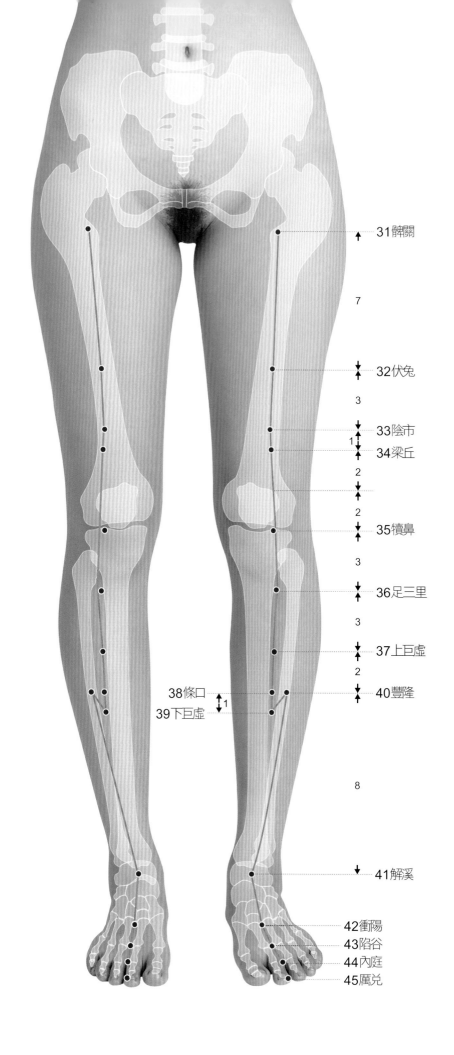

31髀關

7

32伏兔

3

33陰市
1
34梁丘
2

2

35犢鼻

3

36足三里

3

37上巨虛
2

38條口
39下巨虛
1

40豐隆

8

41解溪

42衝陽
43陷谷
44內庭
45厲兌

【髀關ST31】

取穴：仰臥，從氣衝穴到伏兔穴做一連線，取骨股大轉子前下方的位子。

主治：股痛、腿部屈申不利、下肢麻痺、腹痛。

【伏兔ST32】

取穴：正坐，用力伸直腿，由膝蓋骨上緣往上量6寸肌肉隆起處。

主治：膝關節疼痛、下肢麻痺、足氣、膝蓋冷。

【陰市ST33】

取穴：腿部正坐屈膝，從膝蓋骨上緣往上量3寸處。

主治：屈伸不利、下肢不遂。

【梁丘ST34】

取穴：正坐屈膝，從膝蓋骨上緣往上量2寸處。

主治：胃痛、乳腺炎、膝關節痛。

【犢鼻ST35】

取穴：正坐屈膝，膝關節髕韌帶外側凹陷的地方。

主治：腿部屈伸不利、足氣、膝蓋痛。

【足三里ST36】

取穴：正坐屈膝，在犢鼻下3寸，膝蓋骨下緣直下3寸，距離脛骨外側1寸。

主治：頭昏、耳鳴、高血壓、蕁麻疹、下肢麻痺、疼痛、中風、癱瘓、嘔吐、便祕、腹瀉、腸胃道相關病症等。

【上巨虛ST37】

取穴：正坐屈膝，足三里穴下3寸，脛骨外側一橫指處。

主治：腹脹、腹痛、耳鳴、下肢麻痺、便祕、中風、癱瘓。

【條口ST38】

取穴：正坐屈膝，上巨虛下2寸，在犢鼻和解溪穴連線上的中點。

主治：肩痛不舉、下肢疼痛及麻痺。

【下巨虛ST39】

取穴：正坐屈膝，上巨虛下3寸，條口穴下1寸，脛骨外側處。

主治：下肢麻痺及萎縮、腹痛、腰脊痛。

【豐隆ST40】

取穴：正坐屈膝，條口穴外約1寸處。

主治：咳嗽、多痰、哮喘、胸痛、頭痛、目眩、癲狂、便祕、下肢麻痺。

【解溪ST41】

取穴：正坐屈膝，足背髁關節橫紋的中央，伸拇長肌腱和伸趾長肌腱之間的凹陷處，大約和外踝高點相平。

主治：頭痛目眩、喘咳、腹脹、胃熱。

【衝陽ST42】

取穴：正坐屈膝，在解溪穴下1.5寸，第二、三蹠骨關節處，在足背最高的地方。

主治：牙痛、口眼歪斜、足背紅腫、暈眩等。

【陷谷ST43】

取穴：正坐屈膝，足背第二、三趾縫端上2寸處。

主治：腹痛、腸鳴、身腫、面浮。

【內庭ST44】

取穴：正坐屈膝，在足背第二、三趾縫間的紋頭上端取之。

主治：踝關節痛、牙痛、腹痛、腹脹、頭痛、喉嚨痛、流鼻血、便祕、腹瀉等。

【厲兌ST45】

取穴：正坐屈膝，第二趾外側指甲旁開0.1寸處。

主治：牙痛、喉嚨痛、流鼻血、面腫、口眼歪斜、足脛寒冷、癲狂、多夢。

脾經（Spleen Pancreas，編號為SP）
起於腳部的隱白穴，終於胸部的大包穴，左右各有21個穴位。

主要功能

造血、消化、吸收和調節血糖。

主治

足太陰脾經與足陽明胃經可說是互為表裡，一屬「陰土」、一屬「陽土」。脾之液為涎，所以當脾臟出了問題，分泌失調的時候，會有口涎乾涸的症狀，如糖尿病、貧血、神經衰弱、血壓不正常、腎肝脾等相關病症。

對應時辰

巳時，也就是上午九點至十一點，大量氣血循足太陰脾經流注於脾臟。

循行路線

從足大趾內側端的隱白穴開始，經過大趾內側太白、公孫穴等赤白肉際，上行至內髁，並沿小腿內側正中線上行，到內髁上8寸處三陰交穴與足厥陰經、少陰交會，再經過膝、大腿內側前緣，過血海、箕門穴，進入腹部，經衝門、府舍等穴，屬於脾臟，聯絡胃，再通過橫膈上行，過食竇、胸鄉等穴，挾食道兩旁，聯繫舌根，分散於舌下。

分支

胃部支脈：向上再通過橫膈，入注於心中，與手少陰心經相接。

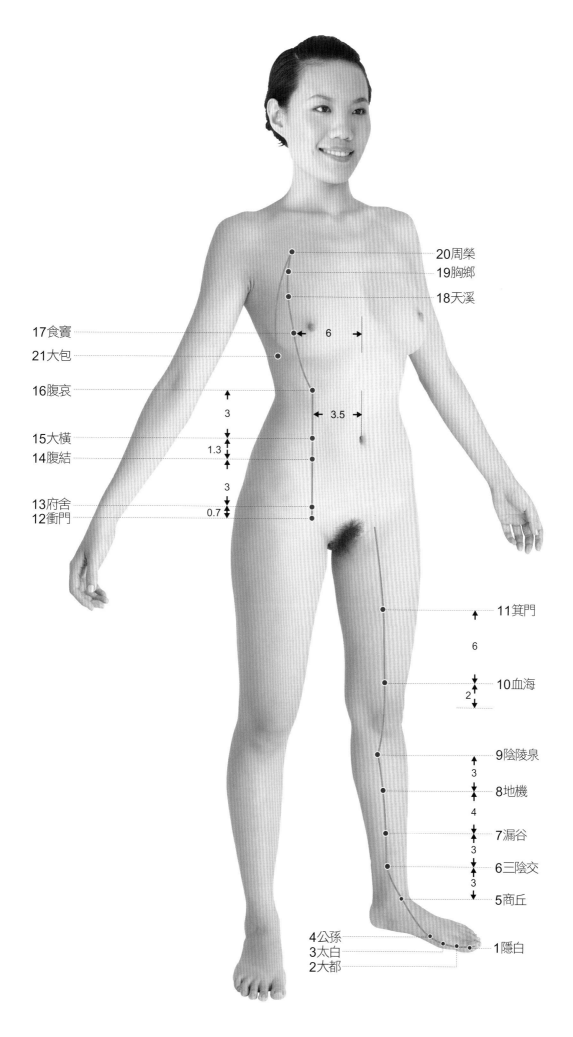

20周榮
19胸鄉
18天溪

17食竇
21大包

16腹哀

15大橫
14腹結

13府舍
12衝門

6

3.5

3

1.3

3

0.7

11箕門

6

10血海

2

9陰陵泉

3

8地機

4

7漏谷

3

6三陰交

3

5商丘

4公孫
3太白
2大都

1隱白

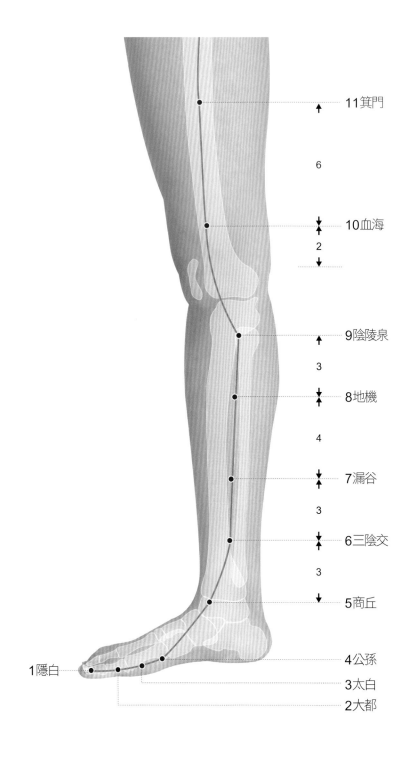

11箕門

6

10血海

2

9陰陵泉

3

8地機

4

7漏谷

3

6三陰交

3

5商丘

4公孫

3太白

2大都

1隱白

【隱白SP1】

取穴：正坐垂膝，足拇趾內側指甲角旁約
0.1寸的位置。

主治：腹脹、便血、流鼻血、月經過多、
癲狂、多夢、驚風。

【大都SP2】

取穴：正坐垂膝，足拇趾內側，第一趾跖
關節前下緣赤白肉際處。

主治：胃痛、便祕、腹脹、熱病無汗、趾
關節痛。

【太白SP3】

取穴：正坐垂膝，第一蹠骨小頭後下方，
赤白肉際處。

主治：胸脹、胃痛、便祕、腹瀉。

【公孫SP4】

取穴：正坐垂膝，第一蹠骨基底部的前下
緣凹陷處，赤白肉際的位置。

主治：胃痛、腹痛、腹鳴、腹瀉、嘔吐。

【商丘SP5】

取穴：正坐垂膝，內踝前下方凹陷處，當
舟狀骨結處和內踝連線的中點。

主治：痢疾、便祕、腹瀉、腹痛、足踝
痛。

【三陰交SP6】

取穴：正坐垂膝，內踝高點直上3寸，脛
骨內側後緣處。

主治：泌尿、生殖、腸胃等相關病症；下
肢麻痺、疼痛。

【漏谷SP7】

取穴：正坐垂膝，三陰交穴上3寸，當內
踝高點和陰陵泉的連線上，即是脛
骨後緣處。

主治：月經不調、遺精、遺尿、腹脹、腹

鳴等。

【地機SP8】

取穴：正坐垂膝，陰陵泉穴下3寸，脛骨
後緣與比目魚肌之間。

主治：月經不調、水腫、小便困難、遺
精、腹脹、腹痛。

【陰陵泉SP9】

取穴：正坐伸腿，脛骨內髁下緣凹陷處，
比目魚肌起點上方。

主治：尿失禁、遺尿、小便困難、水腫、
黃疸、陰部痛、經痛、膝痛、腹瀉
等。

【血海SP10】

取穴：正坐垂膝，以手覆住膝蓋，拇指向
內與其他四指約成90度，拇指端所
按處。

主治：婦女子宮的相關病症、風濕、濕
疹、股內刺痛。

【箕門SP11】

取穴：正坐垂膝，血海穴上6寸，膝蓋內
緣直上8寸的位置。

主治：尿失禁、遺尿、腹股溝腫痛、下肢
痿痹。

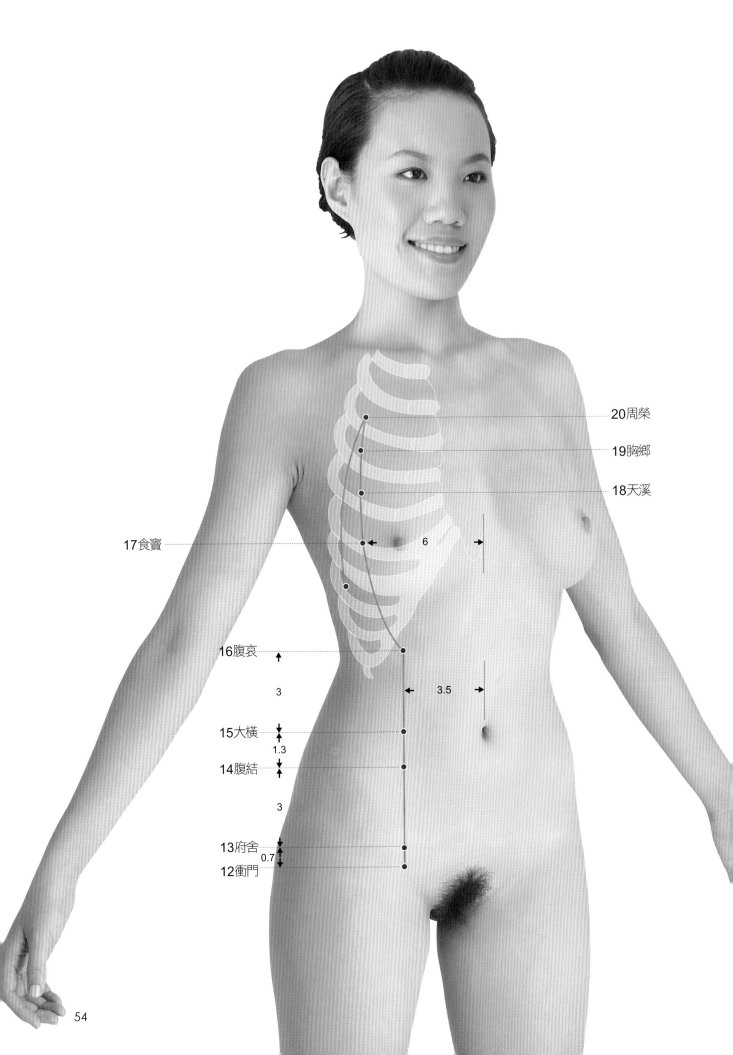

20周榮

19胸鄉

18天溪

17食竇

16腹哀

15大橫

14腹結

13府舍

12衝門

6

3.5

3

1.3

3

0.7

【衝門SP12】

取穴：仰臥，腹股溝外端邊緣處。

主治：蕁麻疹、月經不調、疝氣、小便困難、膝關節痛。

【府舍SP13】

取穴：仰臥，衝門穴上0.7寸，距離任脈4寸的位置。

主治：疝氣、腹痛、腹瀉、便祕。

【腹結SP14】

取穴：仰臥，府舍上3寸處，腹直肌外側的位置。

主治：疝氣、便祕、腹脹。

【大橫SP15】

取穴：仰臥，臍中旁開4寸，腹直肌外側的地方。

主治：便祕、腹脹、腹痛、痢疾。

【腹哀SP16】

取穴：仰臥，大橫穴直上3寸，建里旁開4寸的位置。

主治：消化不良、便祕、痢疾。

【食竇SP17】

取穴：仰臥，第五肋間隙中，任脈旁開6寸的位置。

主治：胸部脹痛。

【天溪SP18】

取穴：仰臥，第四肋間隙中，任脈旁開6寸的位置。

主治：乳腺炎、胸痛、咳嗽。

【胸鄉SP19】

取穴：仰臥，第三肋間隙中，任脈旁開6寸的位置。

主治：胸肋脹滿。

【周榮SP20】

取穴：仰臥，第二肋間隙中，任脈旁開6寸的位置。

主治：胸肋脹滿、咳嗽氣逆。

【大包SP21】

取穴：仰臥，腋中線上，腋窩下6寸，第七肋間隙中。

主治：胸肋脹痛、全身疼痛、四肢無力、氣喘。

心經（Heart，編號為HT）

起於胸部的極泉穴，終於手部的少衝穴，左右各有9個穴位。

主要功能

心屬火，像個活塞泵浦，日夜無休，推動血液在全身的血管裡暢流，能調節血液循環、大腦和皮膚的功能。

主治

心絞痛、心律不整、冠狀動脈栓塞、風濕性心臟病、神經衰弱、健忘、感冒、肩胛神經痛、上肢痠麻無力。

對應時辰

午時，中午十一點至一點，大量氣血流注於心系。子時（也就是晚間十一點至凌晨一點）和午時都是人體能量最強的時段。

循行路線

從心開始，出屬於心系（心與其他臟腑相聯繫的結構和組織），往上到肺部，再向下出於腋窩，到極泉穴，沿著上臂內側的後緣，經靈台穴，到達肘窩的少海穴，沿前臂內側後緣，過靈道、通里，到掌後豆骨部，進入掌內，經少府穴，沿小指內側到末端，與手太陽小腸經相接。

分支

心系向上：沿著食道往上，聯繫於目系（指眼和腦相聯繫的組織和結構）。

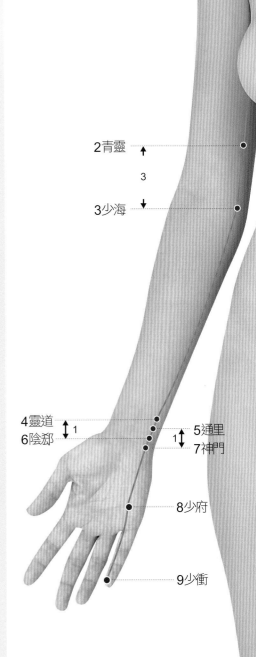

2青靈

3

3少海

4靈道　1

6陰郄

5通里　1

7神門

8少府

9少衝

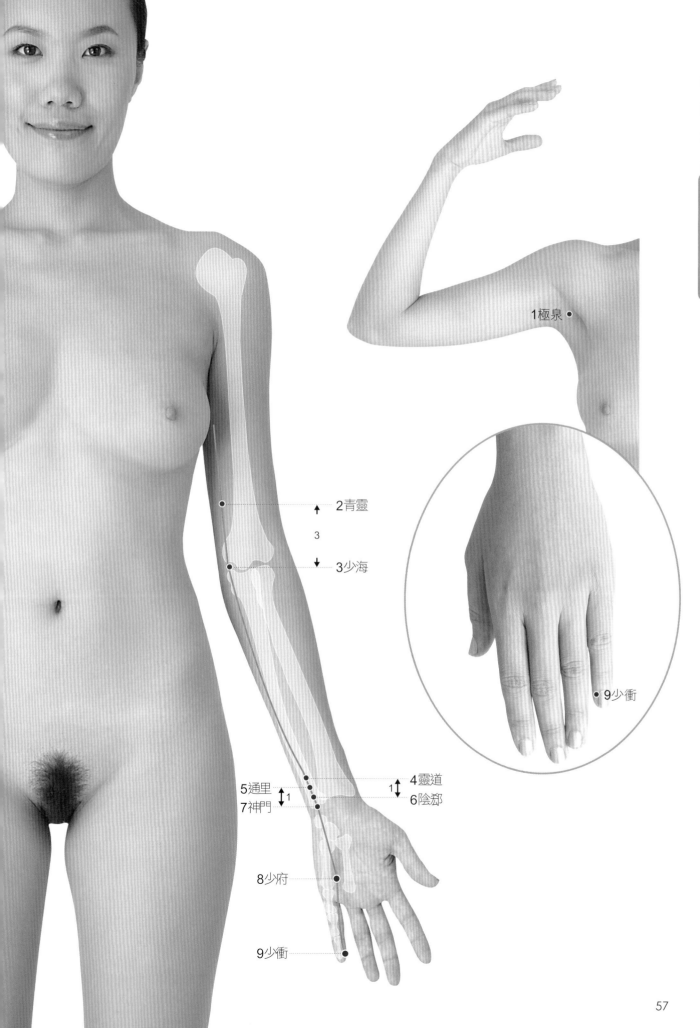

1極泉

2青靈

3

3少海

4靈道

1

5通里

1

6陰郄

7神門

8少府

9少衝

9少衝

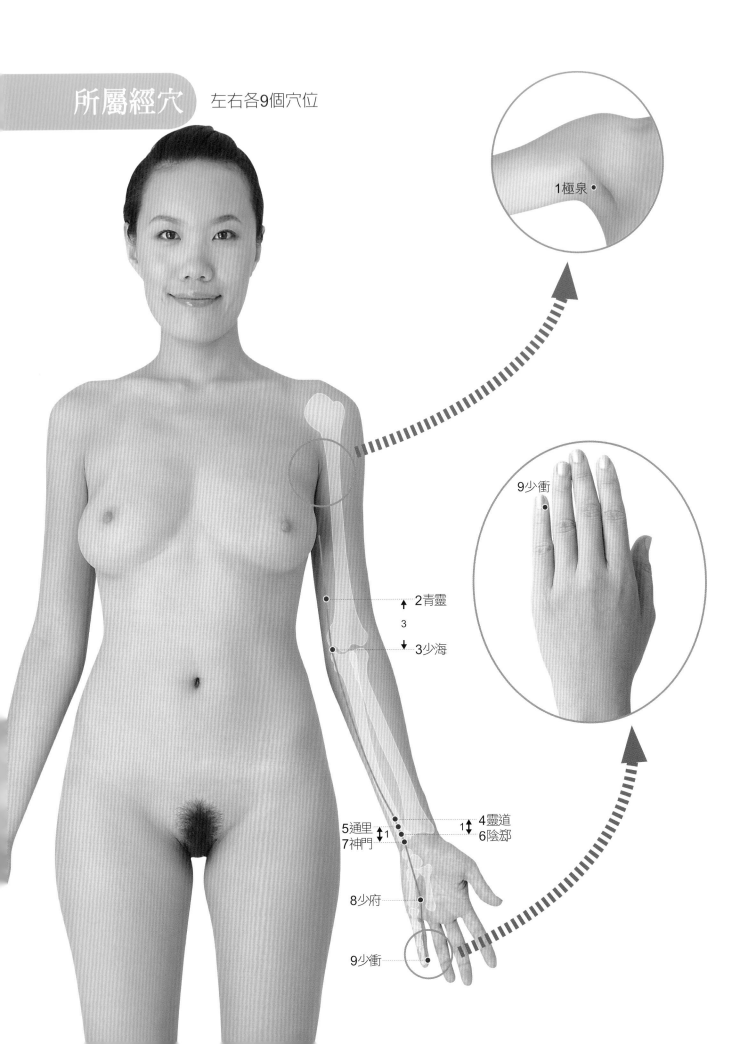

所屬經穴 左右各9個穴位

1極泉

9少衝

↑ 2青靈

3

↓ 3少海

5通里 ↕1
7神門

↕1 4靈道
6陰郄

8少府

9少衝

【極泉HT1】

取穴：側臥舉臂，腋窩兩筋正中，腋動脈
　　　內側處。

主治：胸痛、肩臂痛、肘臂冷痛。

【青靈HT2】

取穴：正坐屈肘，內側橫紋頭上3寸，肱
　　　二頭肌的內側溝中。

主治：肘臂痛、心痛、肩臂痛。

【少海HT3】

取穴：正坐屈肘，在肘關節內側橫紋頭和
　　　肱骨內上髁之間的凹陷處。

主治：心痛、胸痛、手顫、手臂攣痛、上
　　　肢尺側麻痺。

【靈道HT4】

取穴：仰掌，在尺側屈腕肌腱的橈側，腕
　　　橫紋上1.5寸處。

主治：心悸、胸痛、手腕痛。

【通里HT5】

取穴：仰掌，在尺側屈腕肌腱的橈側，腕
　　　橫紋上1寸處。

主治：頭暈目眩、精神無法專注、心悸、
　　　臂內側痛、腕痛部。

【陰郄HT6】

取穴：仰掌，在尺側屈腕肌腱的橈側，腕
　　　橫紋上5分處，神門穴上 0.5 寸的
　　　位置。

主治：吐血、驚悸、心痛、胸痛。

【神門HT7】

取穴：仰掌，在尺側屈腕肌腱的橈側凹陷
　　　的地方。

主治：心煩、注意力不集中、健忘、驚
　　　悸、癲狂、痴呆、掌中熱、胸痛。

【少府HT8】

取穴：仰掌，小指屈向掌中，指尖所指的
　　　地方，在第四、五掌骨間處。

主治：心悸、手腕痛、小便困難、遺尿。

【少衝HT9】

取穴：俯掌，小指橈側指甲角旁0.1寸的
　　　位置。

主治：昏厥、心痛、胸痛、癲狂。

小腸經（Small Intestine，編號為SI）

起於手部的少澤穴，終於頭部的聽宮穴，左右各有19個穴位。

主要功能

小腸腑負責承接「胃」分解完送來的水穀食糧，予以分泌營養及清濁，再加以吸收、消化。

主治

心絞痛、三叉神經痛、腸氣痛、肩胛神經痛、濕疹、癬、紅斑性狼瘡、腸胃炎、十二指腸潰瘍、口眼歪斜、吞嚥困難、咽喉發炎、發音瘖啞、哮喘。

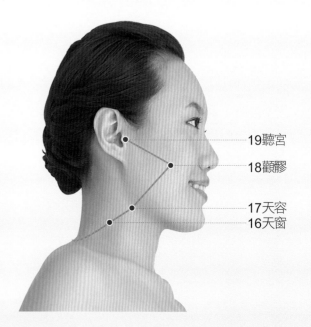

19聽宮
18顴髎
17天容
16天窗

對應時辰

未時，也就是下午一點至三點，氣血流注於小腸

循行路線

從手小指外側端少澤穴開始，沿著手背外側，過前谷、後溪、陽谷，到腕部，直到尺骨莖突的位置，然後再向上，沿著前臂後緣，經尺骨鷹嘴與肱骨內上髁小海穴之間，再沿著上臂外側後緣，走到肩關節，過臑俞穴，繞行肩胛部，歷秉風、天宗等穴，經曲垣穴至肩外俞、肩中俞穴，從肩中俞上行，經天窗、天容穴，再上行至顴骨下緣之顴髎穴，再往上後方，止至於耳珠前之聽宮穴。

分支

1.缺盆部支脈：從曲垣穴經肩外俞、肩中俞入足陽明胃經之缺盆穴，聯絡心臟，沿著食道通過膈膜，到達胃部，屬於小腸。
2.頰部支脈：從天容穴上頰後，經眼內眥下緣，到達鼻部，至睛明穴與足太陽膀胱經相接。
3.頰部支脈：從天容穴上頰後，到眼外眥的瞳子髎，經耳和髎穴，再至耳上角的角孫穴。

15肩中俞
14肩外俞　12秉風
13曲垣
10臑俞
11天宗
9肩貞
8小海
7
7支正
5
5陽谷
6養老
4腕骨
3後溪
2前谷
1少澤

61

所屬經穴　左右各19個穴位

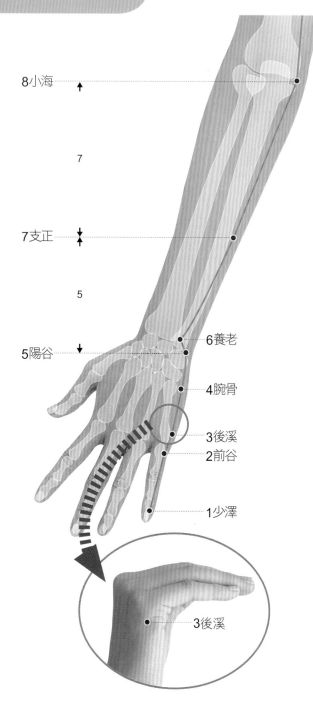

8小海

7

7支正

5

5陽谷

6養老

4腕骨

3後溪
2前谷

1少澤

3後溪

【少澤SI1】

取穴：俯掌，手小指端外側，指甲角後
　　　　0.1寸處。

主治：乳腺炎、頭痛、昏迷、喉嚨腫痛、
　　　　眼睛赤痛。

【前谷SI2】

取穴：微握拳，第五指骨第一節基底的前
　　　　方尺側，橫紋頭赤白肉際處。

主治：頭痛、手指麻木、喉嚨腫痛、耳
　　　　鳴、小便赤痛。

【後溪SI3】

取穴：微握拳，第五指骨小頭的尺側後
　　　　方，掌橫紋端赤白肉際處。

主治：頭痛、耳鳴、耳聾、喉嚨腫痛、癲
　　　　狂、閃腰、盜汗、肩背痛、麻木。

【腕骨SI4】

取穴：俯掌，第五掌骨基底和三角骨之間
　　　　的凹陷部。

主治：腕關節痛、頭痛、熱病無汗。

【陽谷SI5】

取穴：俯掌，腕背橫紋尺側端，當尺骨莖
　　　　突與三角骨之間的凹陷處。

主治：頭痛、耳鳴、腕關節痛、頸頷腫。

【養老SI6】

取穴：俯掌，當尺骨莖突的橈側骨縫隙。

主治：肩背痛、腕關節痛、看不清楚。

【支正SI7】

取穴：正坐伸臂，陽谷和小海穴的連線
　　　　上，陽谷穴上5寸的位置。

主治：脖子僵硬、頭痛、目眩、肘臂痛、
　　　　癲狂。

【小海SI8】

取穴：屈肘，當尺骨鷹嘴與肱骨內上髁之
　　　　間的凹陷處。

主治：肘關節痛、肩背痛、頭痛。

【肩貞SI9】

取穴：正坐垂臂，在肩關節後下方，腋縫
　　　　後端上1寸的位置。

主治：肩關節痛、手臂麻痛不舉。

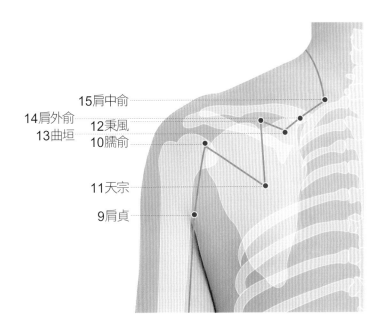

15肩中俞
14肩外俞
12秉風
13曲垣
10臑俞
11天宗
9肩貞

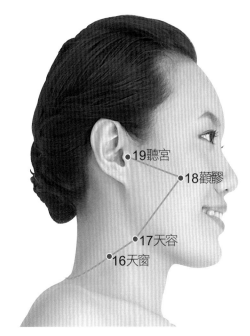

19聽宮
18顴髎
17天容
16天窗

【臑俞SI10】

取穴：正坐垂臂，肩貞直上，肩胛岡下緣凹陷處。

主治：肩腫、肩臂痠痛無力。

【天宗SI11】

取穴：正坐，肩胛骨中央。

主治：氣喘、肩胛痛、乳腺炎。

【秉風SI12】

取穴：正坐，天宗穴直上，肩胛岡上窩的中點，舉臂時的凹陷處。

主治：肩胛痛、上肢痠麻、肩臂不舉。

【曲垣SI13】

取穴：正坐，肩胛岡內上端凹陷處，即臑俞與第二胸椎棘突連線的中點。

主治：肩背痛。

【肩外俞SI14】

取穴：正坐，肩胛骨內側角邊緣，陶道穴旁開3寸的位置。

主治：肩背痛。

【肩中俞SI15】

取穴：正坐，第一胸椎棘突端，大椎穴旁開2寸的位置。

主治：咳嗽、氣喘、肩背痛、吐血。

【天窗SI16】

取穴：正坐，在頸側，胸鎖乳突肌後緣，扶突穴後0.5寸處。

主治：耳聾、耳鳴、喉嚨腫痛、頸部痛。

【天容SI17】

取穴：正坐，在下頜角後方，胸鎖乳突肌的前緣凹陷的地方。

主治：耳鳴、耳聾、喉嚨痛、面頰腫。

【顴髎SI18】

取穴：正坐，眼眶外緣的瞳子髎穴直下，平鼻翼下緣交點處，即顴骨下緣凹陷中。

主治：牙痛、面痛、面腫、口眼歪斜、眼睛黃等。

【聽宮SI19】

取穴：正坐，耳珠前緣，張口凹陷處。

主治：耳鳴、耳聾、耳部疼痛、牙痛

足太陽膀胱經

膀胱經（Bladder，編號為BL）

起於頭部的睛明穴，終於腳部的至陰穴，左右各有67個穴位。

主要功能

膀胱與腎乃是表裡關係，在人體都是屬「水」，凡是「過剩」或「不足」都會影響到人體的泌尿系統與調節內臟的機能。

主治

足太陽膀胱經和六臟六腑間的運作都有密切的聯繫和特殊的功效，因此，只要有相關於臟腑間的病症，都可以在這找到特殊治療的經穴。

對應時辰

申時，也就是下午三點至五點，大量血氣流注於膀胱腑。

循行路線

從眼眶內的睛明穴開始，上經眉頭陷中之攢竹穴，行至前額髮際之眉衝穴，經曲差、五處穴，往頭後行至承光、通天、絡卻，至後腦之玉枕穴，經天柱而下，沿肩膊內側，挾脊椎兩側，歷大杼、風門、肺俞、肝俞、胃俞、腸俞、膀胱俞等，行至臀部上髎、下髎、會陽等穴，貫穿腎部，過承扶、殷門，入後膝蓋的委陽、委中等穴。

另一支脈由天柱下行，通過肩胛，歷附分、神堂、陽綱、志室、秩邊等穴，下沿股外側的後緣，下行經合陽穴，貫穿腿肚，過承筋、承山等穴，再往下到外踝後的昆侖穴，經僕參上行至外踝下的申脈穴，再過金門穴，沿京骨、束骨穴，到小趾外側端的至陰穴。

分支

1.頭頂部支脈：從頭頂分出，向兩側下行，到太陽穴。

2.腰部的支脈：從腰中三焦俞，於腎俞處入腎臟，下屬膀胱。

3.後項的支脈：從小趾外側端，與足少陰腎經相接。

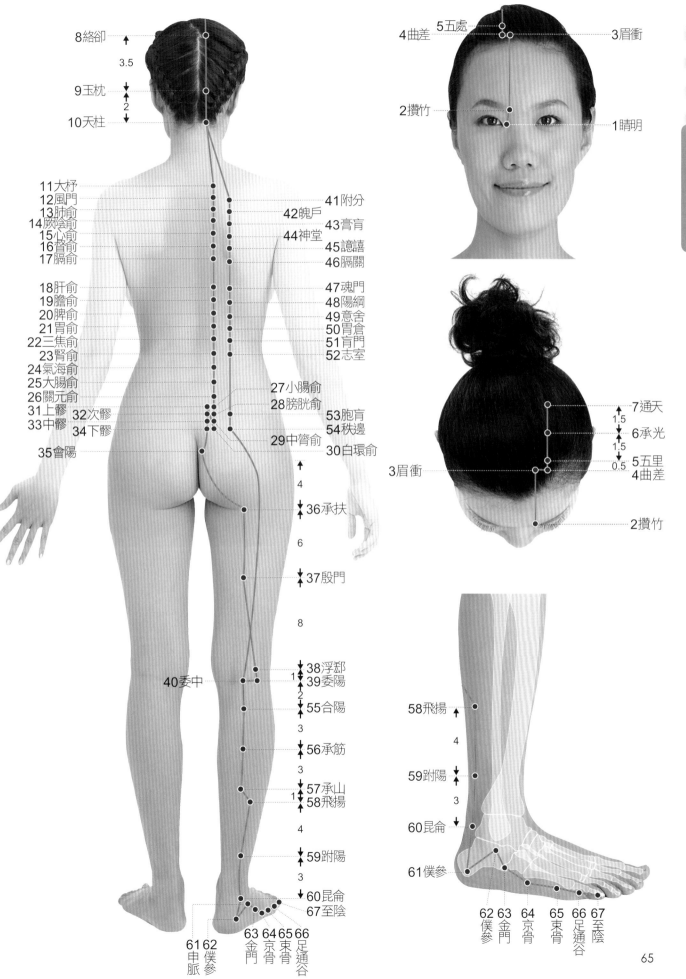

8絡卻
3.5
9玉枕
2
10天柱

11大杼
12風門
13肺俞
14厥陰俞
15心俞
16督俞
17膈俞

41附分
42魄戶
43膏肓
44神堂
45譩譆
46膈關

18肝俞
19膽俞
20脾俞
21胃俞
22三焦俞
23腎俞
24氣海俞
25大腸俞
26關元俞
31上髎　32次髎
33中髎　34下髎
35會陽

47魂門
48陽綱
49意舍
50胃倉
51肓門
52志室

27小腸俞
28膀胱俞

53胞肓
54秩邊

29中膂俞
30白環俞

4
36承扶
6
37殷門
8
38浮郤
39委陽
1
2
55合陽
3
56承筋
3
57承山
1
58飛揚
4
59跗陽
3
60昆侖
67至陰

40委中

61　62
申　僕
脈　參

63　64　65　66
金　京　束　足
門　骨　骨　通
　　　　　谷

5五處
4曲差
3眉衝
2攢竹
1睛明

7通天
1.5
6承光
1.5
5五里
0.5
4曲差
3眉衝

2攢竹

58飛揚
4
59跗陽
3
60昆侖
61僕參

62　63　64　65　66　67
僕　金　京　束　足　至
參　門　骨　骨　通　陰
　　　　　　谷

65

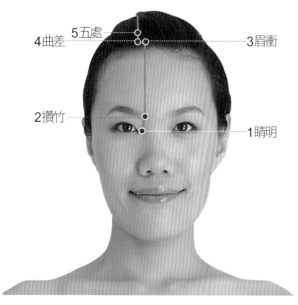

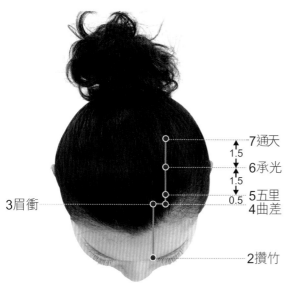

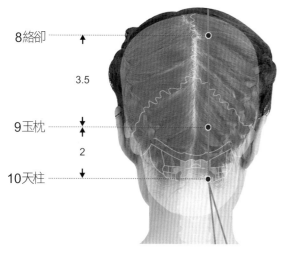

【睛明BL1】

取穴：正坐，眼睛內眶角上方0.1寸凹陷的地方。

主治：近視、色盲、目眩、迎風流淚、結膜炎、角膜炎。

【攢竹BL2】

取穴：正坐，眉毛內側端凹陷處。

主治：視力模糊、目眩、結膜炎、角膜炎、眼睛赤痛腫痛、迎風流淚。

【眉衝BL3】

取穴：正坐，從眉頭直上入髮際0.5寸，意即神庭和曲差穴之間。

主治：頭痛、鼻炎、鼻塞、暈眩。

【曲差BL4】

取穴：正坐，入髮際0.5寸，神庭穴旁1.5寸處。

主治：頭痛、鼻塞、流鼻血、目眩。

【五處BL5】

取穴：正坐，曲差穴直後0.5寸，入髮際1寸的位置。

主治：頭痛、目眩。

【承光BL6】

取穴：正坐，五處和通天穴的中點，距督脈旁開1.5寸。

主治：頭痛、鼻塞、目眩。

【通天BL7】

取穴：正坐，在承光穴後1.5 寸處，距督脈旁開1.5寸的位置。

主治：頭痛、鼻塞、流鼻血、暈眩。

【絡卻BL8】

取穴：正坐，在通天穴後1.5寸處，距督脈旁開1.5寸的位置。

主治：暈眩、視線模糊、耳鳴、癲狂。

【玉枕BL9】

取穴：正坐，在絡卻穴後4寸處，距督脈旁開1.3寸處的位置。

主治：頭頸痛、眼睛痛、暈眩、鼻塞。

【天柱BL10】

取穴：正坐，後髮際直上0.5寸，距督脈旁開1.3寸處的位置。

主治：落枕、腰痛、肩背痛、頭痛、鼻塞、咽喉腫痛。

【大杼BL11】

取穴：正坐，第一胸椎棘突旁開1.5寸的位置。

主治：頸背痛、肩胛痠痛、咳嗽、發燒、頭痛、頸部僵硬。

【風門BL12】

取穴：正坐，第二胸椎棘突旁開1.5寸的位置。

主治：傷風咳嗽、發燒、胸背痛、頭痛。

【肺俞BL13】

取穴：正坐，第三胸椎棘突旁開1.5寸的位置。

主治：咳嗽、氣喘、胸痛、吐血、盜汗。

【厥陰俞BL14】

取穴：正坐，第四胸椎棘突旁開1.5寸的位置。

主治：咳嗽、心悸、胸悶、嘔吐。

【心俞BL15】

取穴：正坐，第五胸椎棘突旁開1.5寸的位置。

主治：胸痛、失眠、健忘、心煩、咳嗽、夢遺、盜汗、癲狂。

【督俞BL16】

取穴：正坐，第六胸椎棘突旁開1.5寸的位置。

主治：心悸、胸痛、胃痛。

【膈俞BL17】

取穴：正坐，第七胸椎棘突旁開1.5寸的位置。

主治：咳嗽、嘔吐、貧血、氣逆、氣喘、蕁麻疹、盜汗。

【肝俞BL18】

取穴：正坐，第九胸椎棘突旁開1.5寸的位置。

主治：失眠、視線模糊、癲狂、脊背痛、吐血、流鼻血。

【膽俞BL19】

取穴：正坐，第十胸椎棘突旁開1.5寸的位置。

主治：肝膽病症、口苦、嘔吐、胸肋痛。

【脾俞BL20】

取穴：正坐，第十一胸椎棘突旁開1.5寸的位置。

主治：胃病、水腫、月經過多、背痛。

【胃俞BL21】

取穴：俯臥，第十二胸椎棘突旁開1.5寸的位置。

主治：胃痛、慢性腹瀉、胸肋痛。

【三焦俞BL22】

取穴：俯臥，第一腰椎棘突旁開1.5寸的位置。

主治：腹脹、嘔吐、腹瀉、腰背痛。

【腎俞BL23】

取穴：俯臥，第二腰椎棘突旁開1.5寸的位置。

主治：腰痛、遺精、遺尿、月經不調、耳鳴、頭暈目眩、水腫、氣喘。

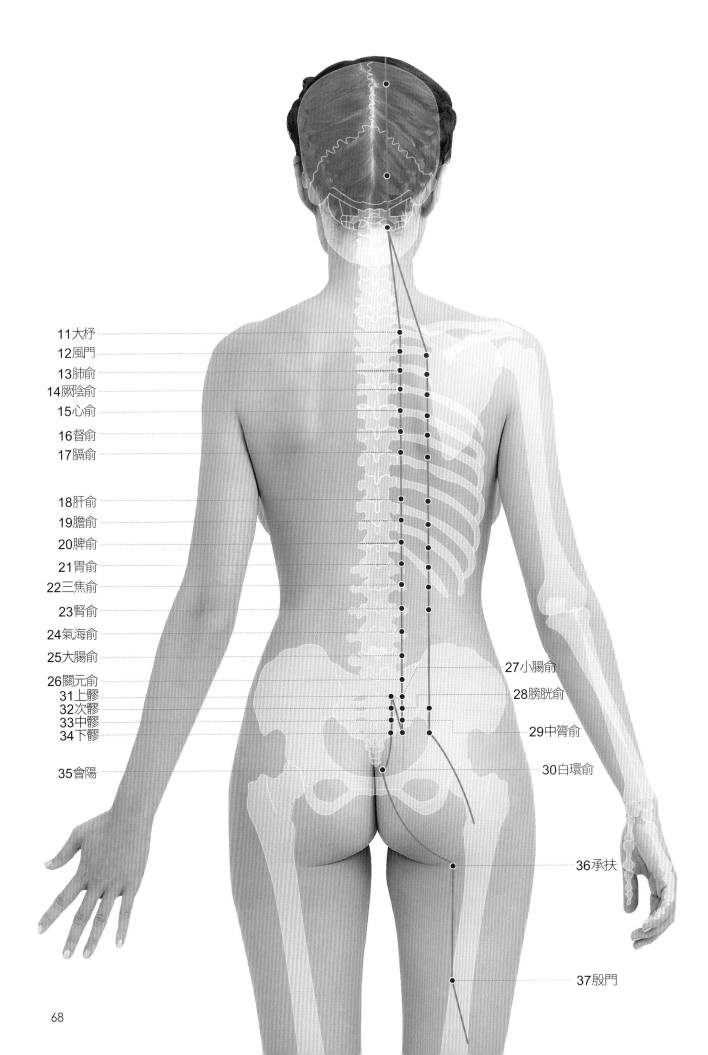

11大杼
12風門
13肺俞
14厥陰俞
15心俞
16督俞
17膈俞

18肝俞
19膽俞
20脾俞
21胃俞
22三焦俞
23腎俞
24氣海俞
25大腸俞
26關元俞
31上髎
32次髎
33中髎
34下髎

35會陽

27小腸俞
28膀胱俞
29中膂俞
30白環俞

36承扶

37殷門

【氣海俞BL24】

取穴：俯臥，第三腰椎棘突旁開1.5寸的
位置。

主治：腰痛、經痛、月經不調、氣喘。

【大腸俞BL25】

取穴：俯臥，第四腰椎棘突旁開1.5寸的
位置。

主治：腰痛、腹瀉、便祕、下肢痿痹。

【關元俞BL26】

取穴：俯臥，第五腰椎棘突旁開1.5寸的
位置。

主治：腰痛、遺尿、腹瀉、頻尿。

【小腸俞BL27】

取穴：俯臥，第一骶骨棘突旁開1.5寸的
位置。

主治：腹痛、腹瀉、遺精、遺尿、血尿、
白帶、腰腿痛。

【膀胱俞BL28】

取穴：俯臥，第二骶骨棘突旁開1.5寸的
位置。

主治：小便困難、遺尿、頻尿、腹瀉、便
祕、腰脊痛。

【中膂俞BL29】

取穴：俯臥，第三骶骨棘突旁開1.5寸的
位置。

主治：痢疾、疝氣、腰脊僵痛、腰肌勞損
等症。

【白環俞BL30】

取穴：俯臥，第四骶骨棘旁開1.5寸處。

主治：遺精、遺尿、月經不調、疝痛、腰
肌勞損。

【上髎BL31】

取穴：俯臥，第一骶骨左右兩孔中。

主治：腰痛、月經不調、經痛、慢性前列
腺炎。

【次髎BL32】

取穴：俯臥，第二骶骨左右兩孔中。

主治：腰痛、月經不調、遺精、陽萎、小
便困難、下肢痿痹。

【中髎BL33】

取穴：俯臥，第三骶骨左右兩孔中。

主治：腰痛、便祕、腹瀉、月經不調、小
便困難。

【下髎BL34】

取穴：俯臥，第四骶骨左右兩孔中。

主治：腰痛、小腹痛、小便困難、便祕、
尾骨疼痛。

【會陽BL35】

取穴：俯臥，在尾骨下端之兩旁。

主治：前列腺炎、經痛、陽萎、便血、痢
疾等。

【承扶BL36】

取穴：俯臥，臀大肌下緣，臀橫紋中。

主治：腰背痛、下肢麻痹、疼痛、痔瘡。

【殷門BL37】

取穴：俯臥，承扶與委中穴的連線上，承
扶穴下6寸的位置。

主治：腰痛、下肢痛、癱瘓、下肢麻痹、
便祕。

【浮郄BL38】

取穴：俯臥，股二頭肌腱內側，委陽穴上
1寸處。

主治：膝關節痛、下肢痛、臀股麻木。

【委陽BL39】

取穴：俯臥，膕橫紋外側，股二頭肌腱內
緣處。

主治：小腹脹滿、水腫、腰脊僵痛、小便
困難、膝關節痛。

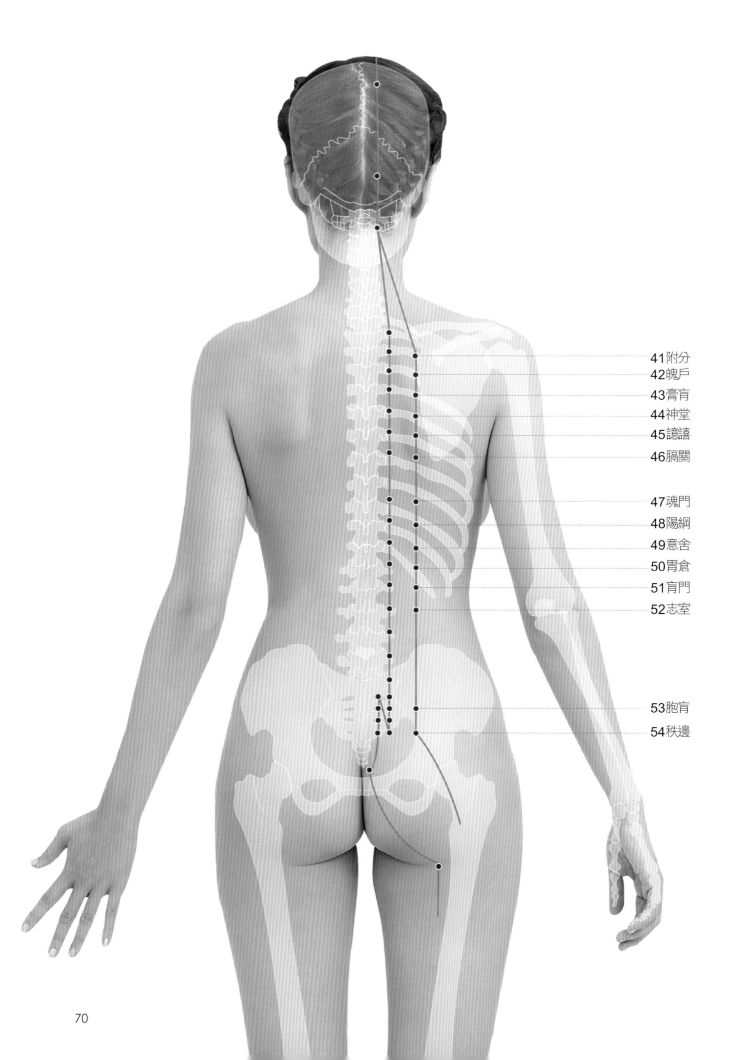

41附分
42魄戶
43膏肓
44神堂
45譩譆
46膈關

47魂門
48陽綱
49意舍
50胃倉
51肓門
52志室

53胞肓
54秩邊

70

【委中BL40】

取穴：俯臥，在膕窩橫紋中央，當股二頭肌腱與半腱肌腱的中間。

主治：腰痛、髖關節活動不利、下肢痛、半身不遂、腹痛、吐瀉。

【附分BL41】

取穴：正坐，第二胸椎棘突旁開3寸處。

主治：肩頸疼痛、肘臂麻木。

【魄戶BL42】

取穴：正坐，第三胸椎棘突旁開3寸處。

主治：肩背疼痛、咳嗽、氣喘、咳血、肺癆等。

【膏肓BL43】

取穴：正坐，第四胸椎棘突旁開3寸處。

主治：咳嗽、肩背痛、盜汗、吐血、健忘、遺精。

【神堂BL44】

取穴：正坐，第五胸椎棘突旁開3寸處。

主治：肩背疼痛、咳喘、心痛、心悸、胸悶等。

【譩譆BL45】

取穴：正坐，第六胸椎棘突旁開3寸處。

主治：咳喘、胸背痛。

【膈關BL46】

取穴：正坐，第七胸椎棘突旁開3寸處。

主治：打嗝、嘔吐、食慾不振、脊背僵痛。

【魂門BL47】

取穴：正坐，第九胸椎棘突旁開3寸處。

主治：胸背痛、嘔吐。

【陽綱BL48】

取穴：正坐，第十胸椎棘突旁開3寸處。

主治：腹痛、腹瀉、腸鳴、黃疸、胸肋疼痛等。

【意舍BL49】

取穴：正坐，第十一胸椎棘突旁開3寸處的地方。

主治：腹脹、腸鳴、嘔吐、食慾不振。

【胃倉BL50】

取穴：俯臥，第十二胸椎棘突旁開3寸處的地方。

主治：腹脹、胃痛、脊背痛。

【肓門BL51】

取穴：俯臥，第一腰椎棘突旁開3寸處。

主治：腹痛、便祕、乳腺炎。

【志室BL52】

取穴：俯臥，第二腰椎棘突旁開3寸處。

主治：遺精、陽萎、遺尿、頻尿、小便困難、月經不調、陰部腫痛、水腫、腰膝痠痛。

【胞肓BL53】

取穴：俯臥，平第二骶骨棘突旁開3寸處。

主治：腸鳴、腰脊痛、乳腺炎、尿失禁、小便困難。

【秩邊BL54】

取穴：俯臥，白環俞穴旁開1.5寸處。

主治：小便困難、下肢疼痛、外陰腫痛、腰腿疼痛、痔瘡。

【合陽BL55】

取穴：俯臥，委中穴直下2寸處。

主治：小腹痛、腰脊疼痛、膝蓋疼痛、下肢痠麻。

【承筋BL56】

取穴：俯臥，在合陽和承山穴連線的中點處，當腓腸肌肌腹中央。

主治：小腿痛、腿痛轉筋、腰脊疼痛、便祕、痔瘡。

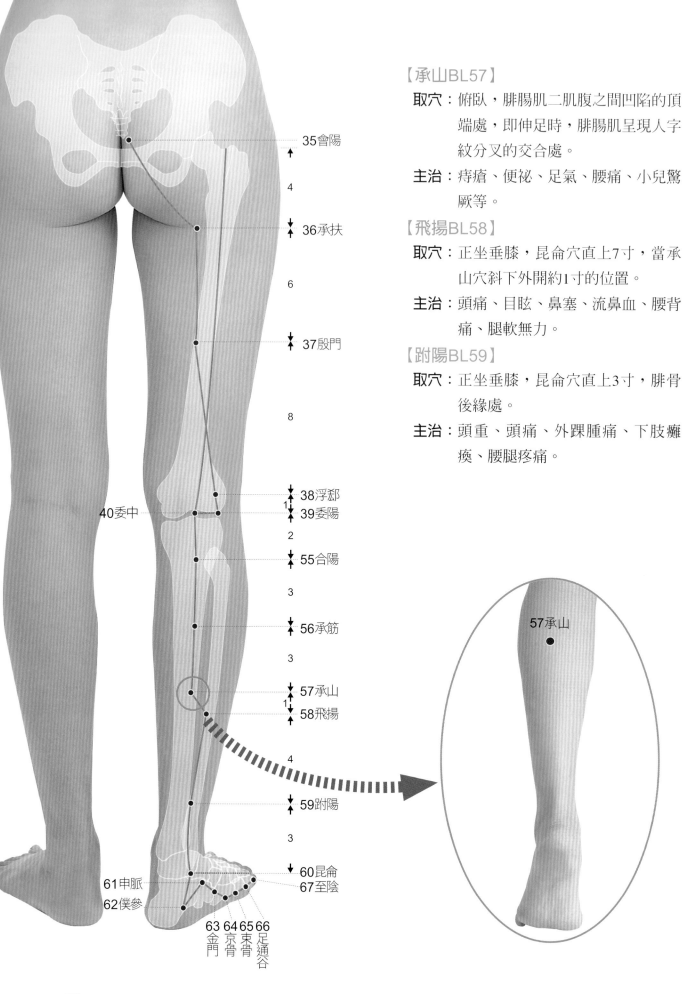

【承山BL57】

取穴：俯臥，腓腸肌二肌腹之間凹陷的頂端處，即伸足時，腓腸肌呈現人字紋分叉的交合處。

主治：痔瘡、便祕、足氣、腰痛、小兒驚厥等。

【飛揚BL58】

取穴：正坐垂膝，昆侖穴直上7寸，當承山穴斜下外開約1寸的位置。

主治：頭痛、目眩、鼻塞、流鼻血、腰背痛、腿軟無力。

【跗陽BL59】

取穴：正坐垂膝，昆侖穴直上3寸，腓骨後緣處。

主治：頭重、頭痛、外踝腫痛、下肢癱瘓、腰腿疼痛。

35會陽

4

36承扶

6

37殷門

8

38浮郄
39委陽
1
40委中
2
55合陽
3
56承筋
3
57承山
1
58飛揚
4
59跗陽
3
60昆侖
61申脈
67至陰
62僕參
63金門 64京骨 65束骨 66足通谷

57承山

【昆侖BL60】

取穴：正坐垂膝，足外踝後，跟骨上凹陷的地方。

主治：足跟痛、頭痛、目眩、流鼻血、難產、肩背痛、腰腿疼痛。

【僕參BL61】

取穴：正坐垂膝，外踝後下方，昆侖穴直下，當跟骨凹陷中，赤白肉際處。

主治：下肢痿痹、足跟痛。

【申脈BL62】

取穴：正坐垂膝，外踝正下方凹陷0.5寸的地方。

主治：頭痛、踝關節痛、失眠、暈眩。

【金門BL63】

取穴：正坐垂膝，外踝前緣直下，申脈前下方，當骰骨外側凹陷中。

主治：小兒驚風、外踝痛、腰痛、下肢痹痛、癲狂。

【京骨BL64】

取穴：正坐垂膝，足外側，第五蹠骨粗隆下，赤白肉際處。

主治：頭痛、腰背痛、腿痛、頸部僵硬。

【束骨BL65】

取穴：正坐垂膝，足外側緣，第五趾蹠骨小頭後下方的凹陷處。

主治：腰背和下肢後側痛、目眩、頭痛、癲狂。

【足通谷BL66】

取穴：正坐垂膝，足外側緣，第五趾蹠關節前下方的凹陷處。

主治：頭痛、腰腿痛、目眩、流鼻血、癲狂、消化不良。

【至陰BL67】

取穴：正坐垂膝，足小趾外側，指甲角旁0.1寸的位置。

主治：胎位不正、難產、頭痛、鼻塞、流鼻血、眼睛痛。

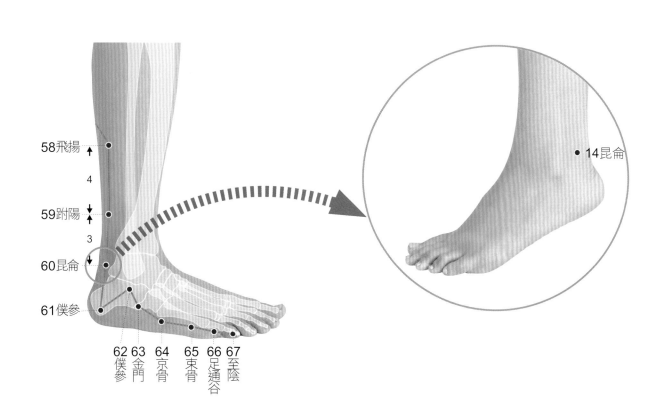

腎經（Kidney，編號為K－）

起於腳部的湧泉穴，終於胸部的俞府穴，左右各有27個穴位。

主要功能

生殖、過濾分解、分泌作用。

主治

腎陰虧損，則會虛火上亢，易口乾舌燥、頻尿、女陰出血、腳跟痛、失眠盜汗、腰膝痠軟、消渴、男性遺精等。腎陽不足，則會因「氣化無權」會連帶引發性機能衰弱、腎臟炎、泌尿系統等疾病。

對應時辰

酉時，也就是下午五點至七點，血氣集注於足少陰腎經。

循行路線

起於足小趾之下，斜於足心的湧泉穴，出於舟骨粗隆下的然谷穴，沿內踝後，進入足跟，歷太溪、水泉、照海等穴，再向上行於小腿內側後緣，過築賓穴，出膕窩內側的陰谷穴，再向上行經大腿內側後緣，通入脊柱至腰，沿橫骨、氣穴、肓俞等穴直上，經商曲、陰都、幽門等穴，貫穿肝臟，自步廊入肺中，再經神封、或中、俞府等穴。

分支

1. 從膀胱前行的支脈：從膀胱出於前，由會陰上經腹、胸，到達鎖骨的下緣。
2. 腎臟部直行的脈：從腎向上通過肝和橫膈，進入肺中，沿著喉嚨挾舌根兩側。
3. 肺部支脈：從肺部出來，聯絡心臟，流注於胸中，與手厥陰心包經相接，手陽明大腸經相聯接。

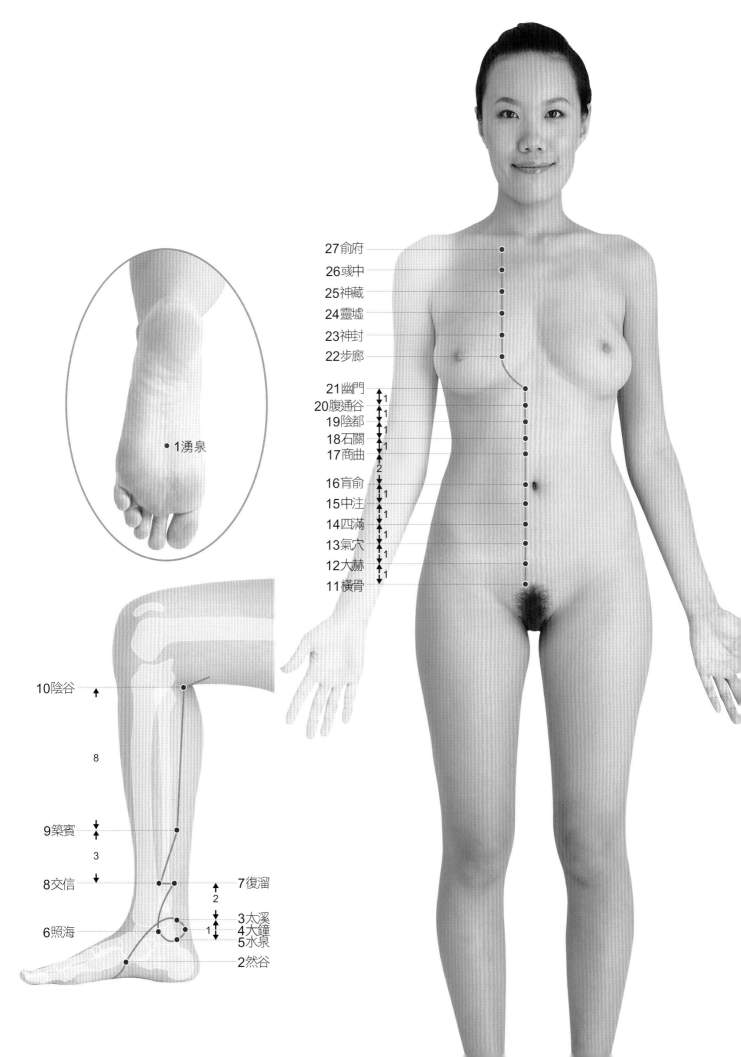

27俞府
26彧中
25神藏
24靈墟
23神封
22步廊

21幽門 1
20腹通谷 1
19陰都 1
18石關 1
17商曲 1
2
16肓俞
15中注 1
14四滿 1
13氣穴 1
12大赫 1
11橫骨 1

1湧泉

10陰谷

8

9築賓
3
8交信 7復溜
2
3太溪
6照海 4大鐘 1
5水泉
2然谷

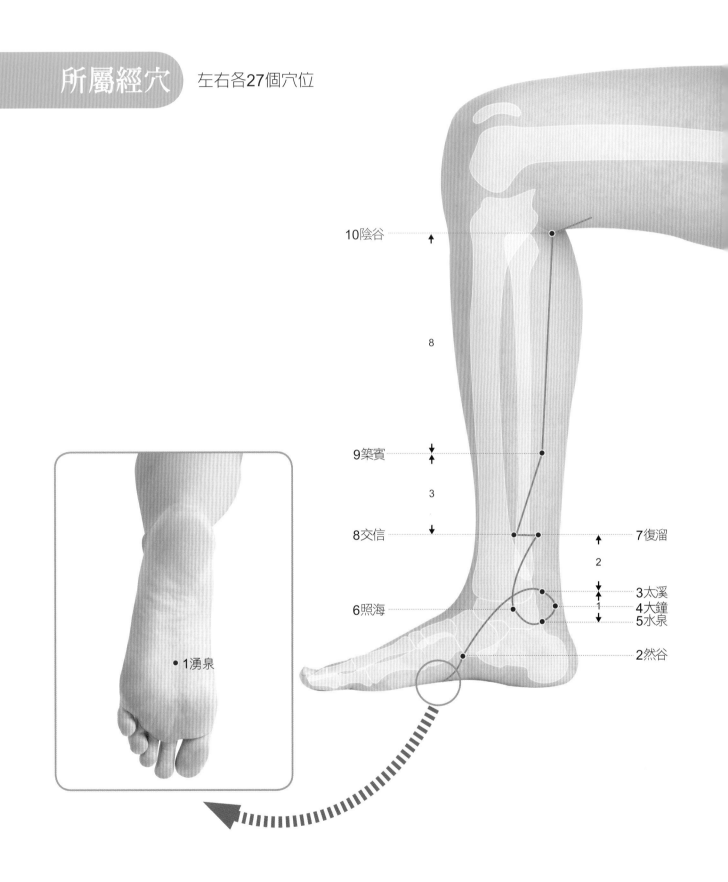

10陰谷

8

9築賓

3

8交信

7復溜

2

3太溪
4大鐘
5水泉

1

6照海

2然谷

1湧泉

【湧泉KI1】

取穴：仰臥，在足底，腳屈趾時呈凹陷處，約在足底（去趾）中央前三分之一處。

主治：昏迷、神志失常、失音、大小便困難、小兒驚風、頭痛、頭昏、喉嚨痛等。

【然谷KI2】

取穴：正坐垂膝，在足內踝前下方，足舟狀骨粗隆前下緣凹陷中，公孫穴後1寸處。

主治：月經不調、陰道搔癢、遺精、喉嚨痛、咳血、糖尿病、足背腫痛、小兒臍風。

【太溪KI3】

取穴：正坐垂膝，內踝與跟腱之間的凹陷中，與內踝高點相平處。

主治：遺精、陽萎、月經不調、足底痛、糖尿病、牙痛、耳聾、耳鳴、頭暈、氣喘、喉嚨乾渴。

【大鐘KI4】

取穴：正坐垂膝，內踝後下方，當跟腱附著部的內側凹陷中，意即太溪和水泉穴的連線中點處。

主治：遺尿、小便困難、便祕、足跟痛、痴呆、氣喘、咳血、腰脊僵痛。

【水泉KI5】

取穴：正坐垂膝，太溪穴直下1寸，和跟骨結節內側前方上凹陷處。

主治：閉經、經痛、月經不調、小便困難、眼睛昏花。

【照海KI6】

取穴：正坐垂膝，在足內踝下4分凹陷的地方。

主治：失眠、月經不調、陰部搔癢、頻尿、便祕、喉嚨乾痛、氣喘。

【復溜KI7】

取穴：正坐垂膝，內踝高點上2寸，太溪上量2寸處。

主治：水腫、腹脹、腹鳴、盜汗、遺精、踝關節痛。

【交信KI8】

取穴：正坐垂膝，太溪穴上2寸，復溜穴與脛骨內側緣之間取之。

主治：月經不調、經痛、腹瀉、便祕、睪丸腫痛。

【築賓KI9】

取穴：正坐垂膝，太溪穴直上5寸，腓腸肌肌腹內下方，在太溪和陰谷穴的連線上。

主治：癲狂、膀胱炎、足脛痛、疝氣痛。

【陰谷KI10】

取穴：正坐屈膝，膕窩內側，半腱肌與半膜肌之中間處。

主治：陽萎、遺精、小便困難、月經不調、癲狂、疝氣痛。

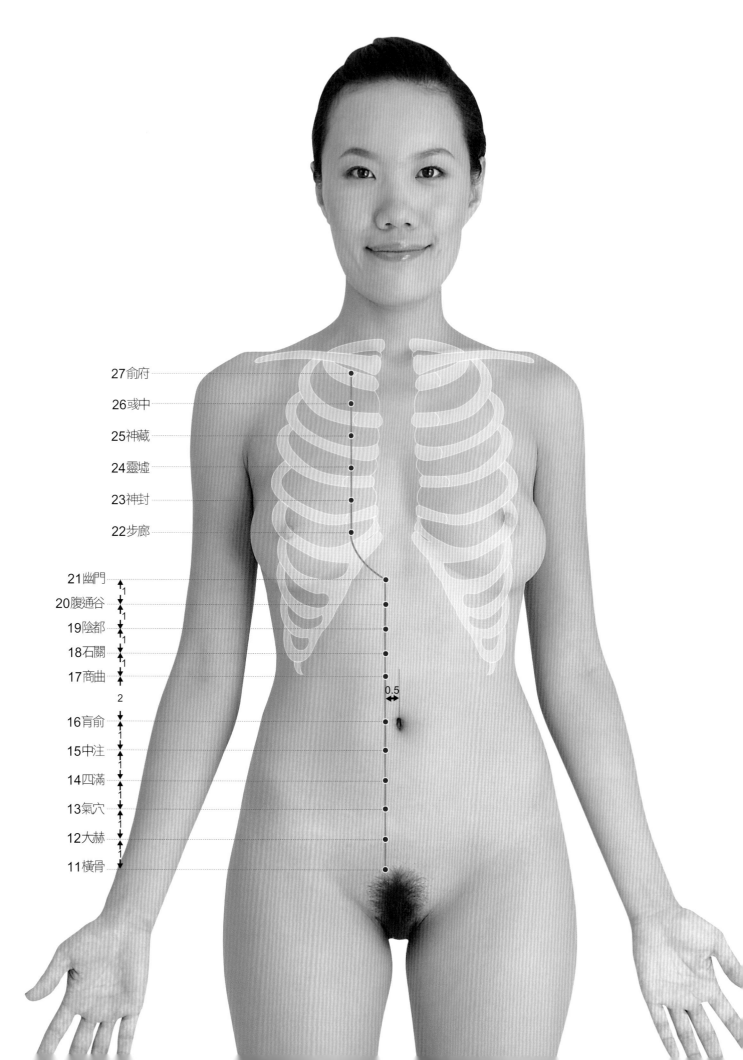

27俞府

26彧中

25神藏

24靈墟

23神封

22步廊

21幽門

20腹通谷

19陰都

18石關

17商曲

16肓俞

15中注

14四滿

13氣穴

12大赫

11橫骨

0.5

1

1

1

1

1

2

1

1

1

1

1

【橫骨KI11】

取穴：仰臥，臍下5寸，恥骨聯合上緣之曲骨穴旁開0.5寸處。

主治：小便困難、遺尿、遺精、陽萎、陰部痛、小腹痛。

【大赫KI12】

取穴：仰臥，氣穴下1寸處。

主治：遺精、陽萎、月經不調、陰部痛、小腹脹痛。

【氣穴KI13】

取穴：仰臥，四滿穴下1寸處。

主治：月經不調、經痛、小便困難、腹痛、腹瀉。

【四滿KI14】

取穴：仰臥，中注穴下1寸處。

主治：腹痛、腹脹、遺精、月經不調、經痛、產後腹痛。

【中注KI15】

取穴：仰臥，肓俞穴下1寸處。

主治：月經不調、腹痛、便祕。

【肓俞KI16】

取穴：仰臥，臍中旁0.5寸，平神闕穴。

主治：腹痛、腹脹、胃下垂、便祕、嘔吐等。

【商曲KI17】

取穴：仰臥，石關穴下1寸處。

主治：腹痛、腹瀉、便祕。

【石關KI18】

取穴：仰臥，陰都穴下1寸處

主治：嘔吐、腹痛、便祕、婦人不孕、產後腹痛。

【陰都KI19】

取穴：仰臥，腹通谷穴下1寸處。

主治：腹痛、腹鳴、胃脘痛、便祕、嘔吐。

【腹通谷KI20】

取穴：仰臥，幽門穴下1寸處。

主治：腹痛、腹脹、嘔吐、消化不良。

【幽門KI21】

取穴：仰臥，臍上6寸，巨闕穴旁開0.5寸的地方。

主治：腹痛、腹脹、消化不良、嘔吐、腹瀉等。

【步廊KI22】

取穴：仰臥，第五、六肋骨之間，任脈旁開2寸處。

主治：咳嗽、氣喘、嘔吐、胸肋脹滿。

【神封KI23】

取穴：仰臥，第四、五肋骨之間，任脈旁開2寸的位置。

主治：咳嗽、氣喘、胸肋脹滿、嘔吐。

【靈墟KI24】

取穴：仰臥，第三、四肋骨之間隙，任脈旁開2寸處。

主治：咳嗽、氣喘、胸肋脹滿、乳腺炎。

【神藏KI25】

取穴：仰臥，第二、三肋骨之間，任脈旁開2寸處。

主治：咳嗽、氣喘、胸痛。

【彧中KI26】

取穴：仰臥，第一、二肋骨之間，任脈旁開2寸處。

主治：咳嗽、氣喘、胸肋脹滿、痰多。

【俞府KI27】

取穴：仰臥，鎖骨下緣之凹陷中，任脈旁開2寸處。

主治：咳嗽、氣喘、胸痛。

手厥陰心包經

心包經（Pericardium，編號為PC）起於胸部的天池穴，終於手部的中衝穴，左右各有9個穴位。

主要功能

「心包」又名「心包膜」，指的是心臟外圍的組織，由一種充滿脂肪的油膜體所構成，功能在於保護心臟不受風、寒、暑、濕、燥、熱等六種病氣的侵襲。有調節血液循環、大腦皮層功能。

主治

心絞痛、心律不整、冠狀動脈栓塞、風濕性心臟病、驚悸、健忘、神經衰弱、感冒、咽喉發炎、失聲、咳嗽、哮喘。

對應時辰

戌時，也就是下午七點至九點，血氣流注於心包臟，也就是橫膈膜以上的區域。

循行路線

起於胸中，出來屬於心包，向上經過天池穴進入腋窩，再往胸腔方向繞到腋下的天泉穴，入肘中的曲澤穴，過郄門、內關、大陵等穴，再入掌中的勞宮，至中指端的中衝穴。橫越半邊胸腔到達「膻中」。再由膻中向下行、由胸至腹穿透膈膜依序經過「中脘」、「陰交」，從胸部到腹部依次聯絡上、中、下三焦。

分支

1. 胸部支脈：沿著胸中，下行貫穿橫膈膜，聯絡上中下三焦。。
2. 掌中支脈：自掌心的勞宮穴分出，沿著無名指，直出指尖，與手少陽三焦經相接。

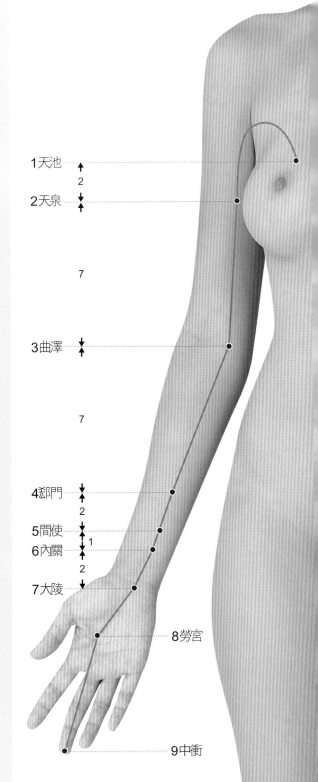

1天池
2
2天泉

7

3曲澤

7

4郄門
2
5間使
1
6內關
2
7大陵

8勞宮

9中衝

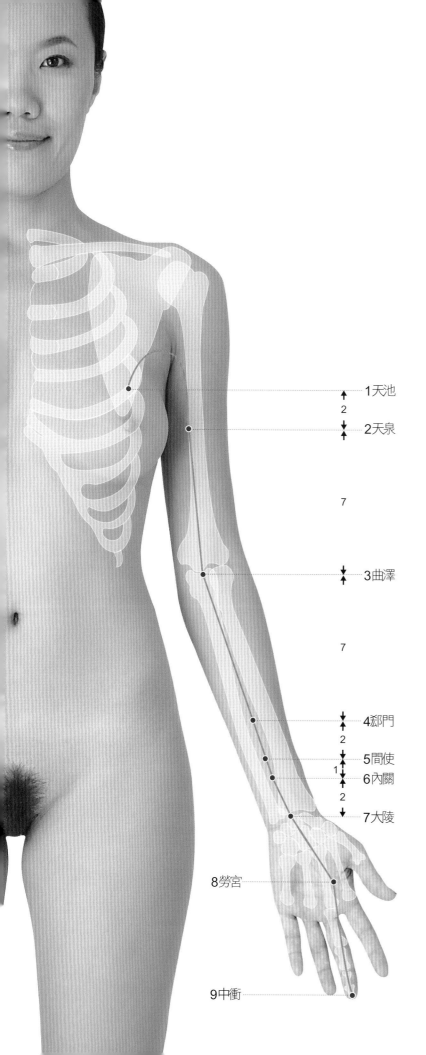
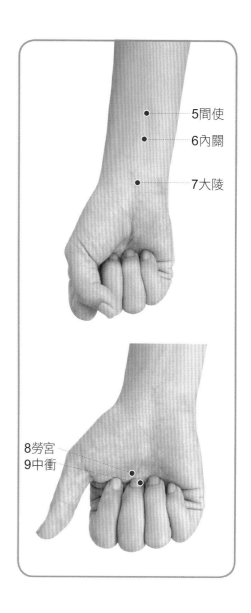

5間使
6內關
7大陵

8勞宮
9中衝

1天池
2
2天泉
7
3曲澤
7
4郄門
2
5間使
1
6內關
2
7大陵
8勞宮
9中衝

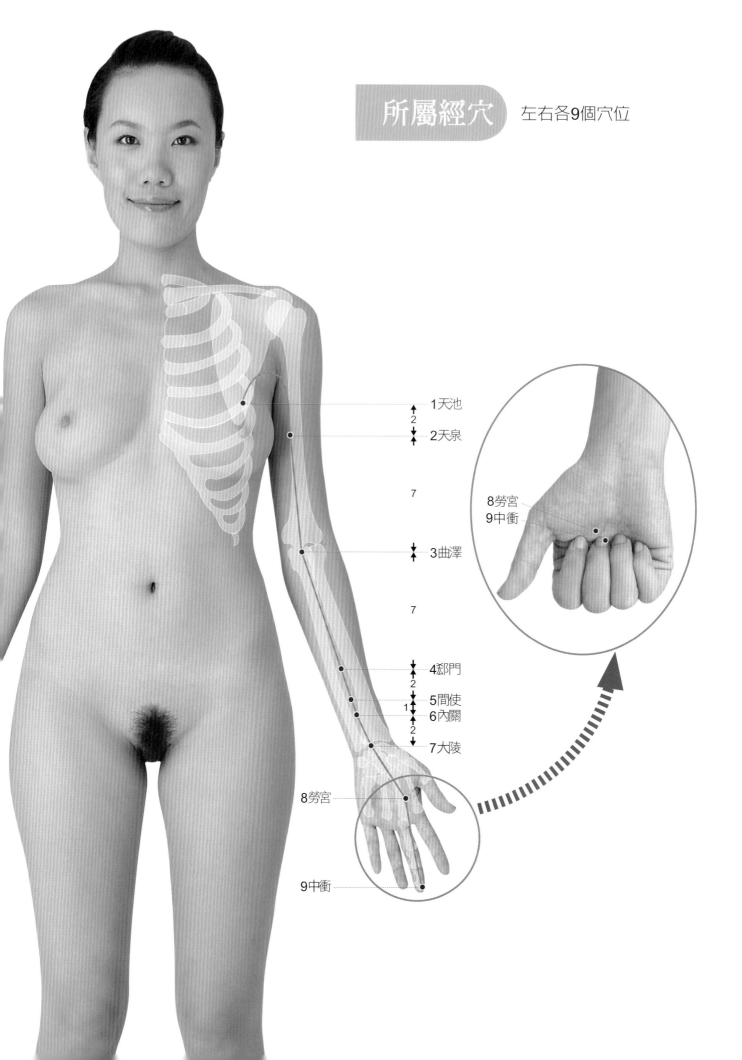

所屬經穴　左右各9個穴位

1天池
2
2天泉

7

3曲澤

7

4郄門
2
5間使
1
6內關
2
7大陵

8勞宮

9中衝

8勞宮
9中衝

【天池PC1】

取穴：正坐，第四肋骨間隙中，乳頭外側1寸處。

主治：胸悶、腋下腫痛、胸肋痛、乳腺炎等症。

【天泉PC2】

取穴：伸臂，腋前橫紋頭下2寸，肱二頭肌的兩頭之間。

主治：胸痛、臂痛、心痛、咳嗽。

【曲澤PC3】

取穴：伸臂，肘橫紋上，在尺澤和少海穴的中點處。

主治：胸痛、心痛、心悸、胃痛、嘔吐、煩躁、肘臂痠痛。

【郄門PC4】

取穴：仰掌，腕橫紋上5寸，曲澤和大陵穴的連線上，位在掌長肌腱和橈側屈腕肌腱的中間。

主治：心悸、心痛、胸痛、嘔血、咳血、疔瘡、嘔吐。

【間使PC5】

取穴：仰掌，腕橫紋上3寸，掌長肌腱和橈側屈腕肌腱之間。

主治：心悸、心痛、神志失常、嘔吐、胃痛、煩躁、胸痛、上肢病症。

【內關PC6】

取穴：仰掌，腕橫紋上2寸，掌長肌腱和橈側屈腕肌腱之間。

主治：心悸、心律不整、心痛、胸悶、嘔吐、胃痛、煩躁、神志失常、失眠、暈眩、昏迷、胸痛。

【大陵PC7】

取穴：仰掌，腕橫紋中央，掌長肌腱和橈側屈腕肌腱之間。

主治：心悸、心煩、胸悶、胸痛、胸肋疼痛、失眠、煩躁、驚悸、癲狂、口臭等。

【勞宮PC8】

取穴：握拳，正當中指指尖下處，即手掌心橫紋中，第二、三掌骨之間，偏於第三掌骨橈側。

主治：手掌多汗、嘔吐、翻胃、神志失常、心痛、口臭。

【中衝PC9】

取穴：仰掌，中指尖端的內側，距離指甲約0.1寸處。

主治：中暑、昏迷、心痛、心煩、驚厥、頭痛、中風。

膽經（Gall Bladder，編號為GB）起於頭部的瞳子髎穴，終於腳部的足竅陰穴，左右各有44個穴位。

主要功能

居水之位，能與肝臟「肝膽相照」，而膽汁是由肝臟分泌出來的，在消化食物的過程中協助分解脂肪。一旦膽汁分泌不足或是無法順暢排出，即會造成消化機能，如腹瀉、腹脹、消化不良、厭食等病徵。

主治

偏頭痛、神經衰弱、神經分裂、失眠、中風、腦疾病、眼睛疾病病、感冒、耳內疾病、三叉神經痛、股腿神經痛、腹悶脹、肝炎、肝硬化、黃疸、膽囊炎、膽絞痛、膽結石。

對應時辰

子時，也就是晚間十一點至隔天凌晨一點，大量氣血會集注於膽腑。

循行路線：

從眼眶外邊的瞳子髎開始，後行經聽會、上關穴，向上沿頷厭、懸釐、曲鬢，繞經率谷穴，再到耳後的天衝、浮白穴，下達完骨穴，折前至本神穴，抵陽白穴，再往後走，經頭臨泣、正營、腦空等穴，到達風池穴，往下到肩上的肩井穴，沿胸部而下，歷淵液、輒筋、日月、京門、維道等穴，從居髎穴轉向骶骨，過環跳穴往下，沿著大腿外側，歷風市、中瀆穴，直下過陽陵泉、外丘、陽輔，達足外側的丘墟、足臨泣、俠溪及第四趾外側的足竅陰穴。頸部走到手少陽經的前面，到肩上又交出手少陽經的後面，向下進入鎖骨上窩處。

分支

1. 耳部的支脈：從耳後完骨穴，經翳風穴，入於耳中，再經聽宮穴，出走耳前，交會於下關穴，再抵達耳合髎穴。
2. 外眼眶的支脈：從眼眶外緣的瞳子髎處分出，向下到大迎穴，與手少陽三焦經合於眼眶下，下經頰車穴到頸部，和之前進入鎖骨上窩處的脈絡相會合，然後向下進入胸中，通過橫膈，聯絡肝臟，屬於膽，沿著脅肋內，出於小腹側的腹股溝動脈部，經過外陰，橫入髖關節處。
3. 缺盆部直行的脈：從居髎穴往骶骨，交會在足太陽膀胱經的中髎與督脈長強穴，再橫行入髀厭和其支脈相交。
4. 足趾部支脈：從足臨泣穴分出，沿著第一、二蹠骨間，出於足拇趾末端穿過指甲，與足厥陰肝經相接。

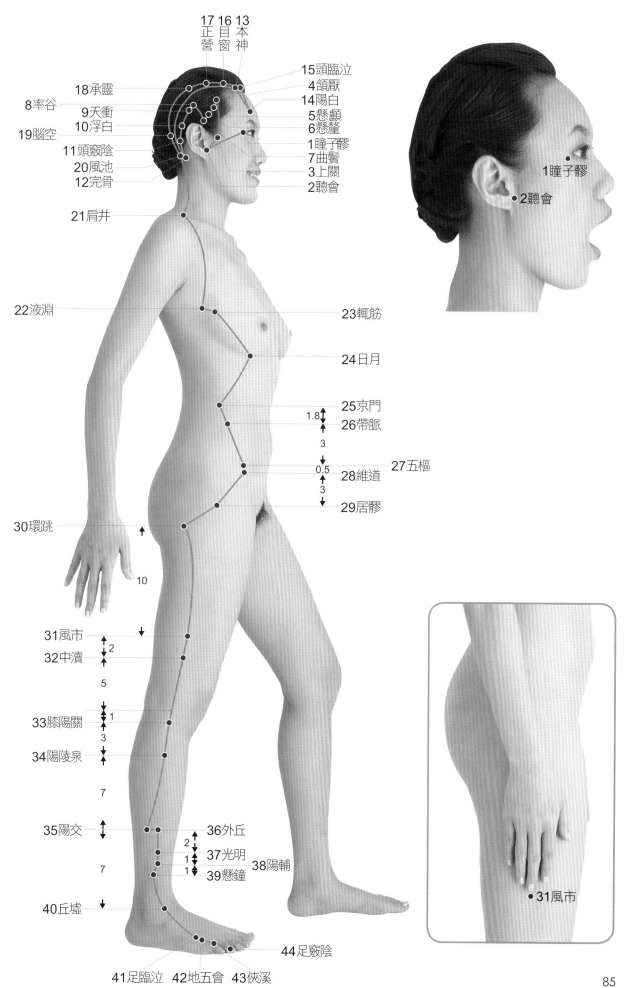

17 正營
16 目窗
13 本神
18 承靈
8 率谷
9 天衝
10 浮白
19 腦空
11 頭竅陰
20 風池
12 完骨
21 肩井
22 淵液

15 頭臨泣
4 頷厭
14 陽白
5 懸顱
6 懸釐
1 瞳子髎
7 曲鬢
3 上關
2 聽會

23 輒筋
24 日月
25 京門
1.8
26 帶脈
3
0.5
27 五樞
28 維道
3
29 居髎

30 環跳

10

31 風市
32 中瀆
2
5
33 膝陽關
1
3
34 陽陵泉
7
35 陽交
36 外丘
2
37 光明
1
38 陽輔
1
39 懸鐘
7
40 丘墟

44 足竅陰
41 足臨泣　42 地五會　43 俠溪

1 瞳子髎
2 聽會

31 風市

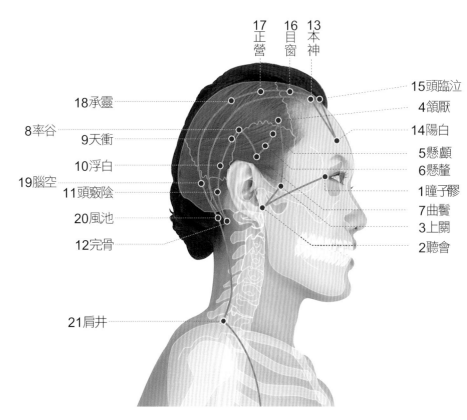

17 正營　16 目窗　13 本神

18承靈
8率谷
9天衝
10浮白
19腦空
11頭竅陰
20風池
12完骨
21肩井

15頭臨泣
4頷厭
14陽白
5懸顱
6懸釐
1瞳子髎
7曲鬢
3上關
2聽會

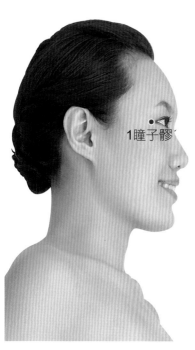

1瞳子髎

【瞳子髎GB1】
　取穴：正坐，眼眶外緣0.5寸，眶骨外側
　　　　緣凹陷處
　主治：頭痛、眼睛疾病、視力衰退、迎風
　　　　流淚、口眼歪斜、面癱。

【聽會GB2】
　取穴：正坐，耳珠前下方，顴骨弓與下頜
　　　　小頭接合處。
　主治：耳鳴、耳聾、牙痛、閉口困難、口
　　　　眼歪斜、下頜關節痛。

【上關GB3】
　取穴：正坐，在耳前，下關穴直上凹陷
　　　　處，顴骨弓上緣的地方。
　主治：頭痛、耳鳴、口眼歪斜、牙痛。

【頷厭GB4】
　取穴：正坐，在鬢髮上，頭維穴下後方1
　　　　寸，直入髮際0.5寸處。
　主治：偏頭痛、耳鳴、目眩、牙痛、抽
　　　　搐、癇症。

【懸顱GB5】
　取穴：正坐，在鬢髮中，頭維與曲鬢穴弧
　　　　形連線的中點處。
　主治：偏頭痛、耳鳴、眼眶外緣疼痛。

【懸釐GB6】
　取穴：正坐，鬢髮中，懸顱與曲鬢穴的中
　　　　點處。
　主治：偏頭痛、眼睛赤痛腫痛、打噴嚏。

【曲鬢GB7】

取穴：正坐，耳前鬢髮後緣直上，與耳尖相平處。

主治：頭痛、下頜關節痛、小兒驚風。

【率谷GB8】

取穴：正坐，耳尖直上，入髮際1.5寸處。

主治：偏頭痛、小兒驚風、暈眩、嘔吐。

【天衝GB9】

取穴：正坐，率谷穴後約0.5寸處。

主治：偏頭痛、癇症、牙齦腫痛、耳鳴。

【浮白GB10】

取穴：正坐，天衝和頭竅陰穴弧形連線的中點處。

主治：偏頭痛、耳鳴、耳聾。

【頭竅陰GB11】

取穴：正坐，在浮白和完骨穴弧形連線的中點處。

主治：頭頸痛、耳鳴、耳聾、耳痛。

【完骨GB12】

取穴：正坐，風池穴到耳根部連線中點。

主治：失眠、頭痛、頰腫、耳聾、耳後痛、口眼歪斜、牙痛。

【本神GB13】

取穴：正坐，前額入髮際0.5寸，神庭穴旁開3寸處。

主治：頭痛、失眠、目眩、癲癇。

【陽白GB14】

取穴：正坐，在前額，眉毛中點上緣上1寸凹陷中。

主治：前額痛、目眩、眼睛痛、眉棱骨痛、面癱。

【頭臨泣GB15】

取穴：正坐，陽白穴直上，入髮際0.5寸，神庭和頭維穴連線中點處。

主治：頭痛、目眩、眼眶外緣疼痛、鼻塞、迎風流淚。

【目窗GB16】

取穴：正坐，頭臨泣穴痛上1.5寸處。

主治：頭痛、目眩、眼睛赤痛、鼻塞。

【正營GB17】

取穴：正坐，目窗穴上1.5寸處。

主治：偏頭痛、暈眩。

【承靈GB18】

取穴：正坐，正營穴上1.5寸處。

主治：頭痛、暈眩、耳鳴、耳聾、鼻塞、流鼻血。

【腦空GB19】

取穴：正坐，風池穴直上1.5寸，枕骨粗隆外側處。

主治：頭痛、頸部痛、暈眩、眼睛痛、耳鳴、癲癇。

【風池GB20】

取穴：正坐，與風府穴相平，腦空穴直下凹陷處。

主治：後頭痛、暈眩、失眠、神志失常、中風、高血壓、眼睛疾病、落枕、頸部痛、感冒、鼻塞。

【肩井GB21】

取穴：正坐，用食指中指無名指按肩上陷中處當中指所按下陷的地方。

主治：肩背痛、臂不舉、頸部僵痛、乳腺炎、中風、難產。

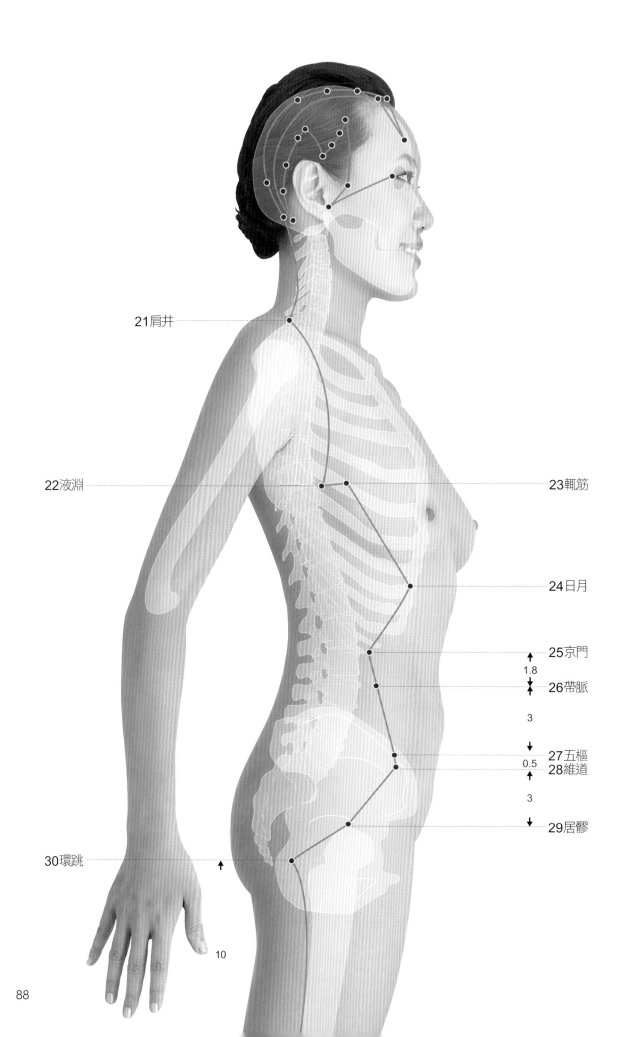

21肩井

22液淵

23輒筋

24日月

25京門

1.8

26帶脈

3

27五樞

0.5

28維道

3

29居髎

30環跳

10

【淵腋GB22】
　取穴：舉臂，在腋窩直下3寸，與第五肋
　　　　間隙的交點處。
　主治：胸肋痛、腋下腫、臂痛不舉。

【輒筋GB23】
　取穴：舉臂，在淵液穴前1寸，約平乳頭
　　　　的地方。
　主治：胸滿、肋痛、氣喘。

【日月GB24】
　取穴：側臥，在乳頭直下，第七、八肋骨
　　　　間處。
　主治：胸肋痛、嘔吐、打嗝、黃疸。

【京門GB25】
　取穴：側臥，在側腰部，第十二肋骨之尖
　　　　端處。
　主治：腰胸痛、腹脹、腹鳴、腹瀉。

【帶脈GB26】
　取穴：側臥，章門穴直下，與臍橫線交點
　　　　的地方。
　主治：月經不調、白帶多、閉經、腹痛、
　　　　疝氣、腰背痛。

【五樞GB27】
　取穴：側臥，髂前上棘前內方，從帶脈穴
　　　　下3寸處。
　主治：腹痛、腰胯痛、便祕、疝氣。

【維道GB28】
　取穴：側臥，髂前上棘前內方，五樞穴直
　　　　下0.5寸處。
　主治：小腹痛、子宮脫垂、疝氣。

【居髎GB29】
　取穴：側臥，維道穴斜後下方3寸，髂前
　　　　上棘與股骨大轉子連線中點凹陷的
　　　　地方。
　主治：側腰腹痛、髖關節痛、癱瘓、下肢
　　　　痿痹。

【環跳GB30】
　取穴：側臥屈股，股骨大轉子後凹陷中的
　　　　地方。
　主治：腰腿痛、坐骨神經痛、癱瘓、下肢
　　　　痿痹。

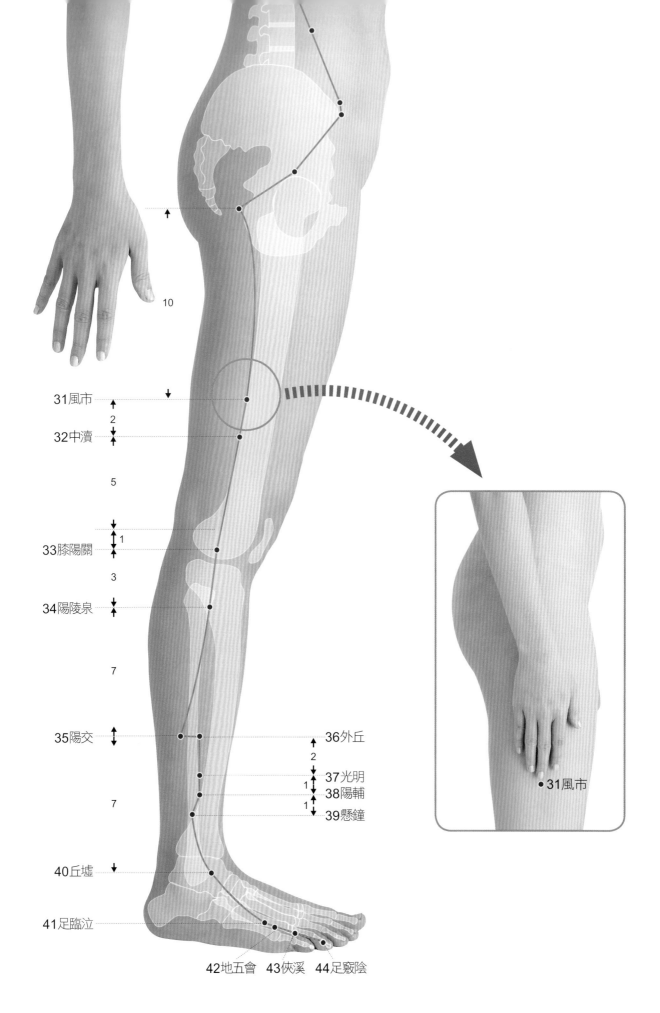

31風市
2
32中瀆

5

1
33膝陽關
3
34陽陵泉

7

35陽交   36外丘
2
37光明
1
38陽輔
1
39懸鐘

7

40丘墟

41足臨泣

42地五會   43俠溪   44足竅陰

10

• 31風市

【風市GB31】

取穴：站立，中指指尖到達處即是，在大腿外側的中線上。

主治：下肢痿痹、全身癢、腰腿痠痛。

【中瀆GB32】

取穴：屈膝，風市穴直下2寸處。

主治：下肢麻痹、半身不遂。

【膝陽關GB33】

取穴：屈膝，陽陵泉上3寸，股骨外上髁的上方凹陷處。

主治：小腿麻木、膝關節腫痛。

【陽陵泉GB34】

取穴：正坐，腓骨小頭前下方凹陷處。

主治：胸肋痛、下肢麻痹、半身不遂、口苦、嘔吐、黃疸、小兒驚風。

【陽交GB35】

取穴：正坐，外踝尖上7寸，腓骨後緣凹陷處。

主治：面腫、胸肋脹滿、小腿外側痛。

【外丘GB36】

取穴：正坐，外踝上7寸，陽交穴前1寸，腓骨前緣處。

主治：下肢麻痹、疼痛、胸痛、頸部痛。

【光明GB37】

取穴：正坐，外踝高點直上5寸，即外丘穴下2寸，腓骨前緣處。

主治：眼睛疾病、眼睛痛、夜盲、下肢麻痹、乳脹痛。

【陽輔GB38】

取穴：正坐，外踝尖上4寸，光明穴下1寸處。

主治：偏頭痛、眼眶外緣疼痛、下肢麻痹及疼痛、腋下痛、腰痛、瘧疾。

【懸鍾GB39】

取穴：正坐，外踝高點直上3寸，陽輔穴後3分處。

主治：胸肋痛、頸部痛、腹脹、小腿痛、踝關節痛、中風、半身不遂。

【丘墟GB40】

取穴：正坐，外踝前下方，外踝骨與骰骨凹陷處。

主治：踝關節痛、胸肋痛、偏頭痛、頸部痛、嘔吐、瘧疾。

【足臨泣GB41】

取穴：正坐，第四、五蹠骨結合的前方，小趾伸肌腱外側凹陷處。

主治：頭痛、眼睛疾病、乳腺炎、月經不調、足趾攣痛、胸肋痛。

【地五會GB42】

取穴：正坐，第四、五蹠骨之間，足臨泣下0.5寸處。

主治：眼睛疾病、耳鳴、乳腺炎、腳背脹痛。

【俠溪GB43】

取穴：正坐，在第四、五趾的趾縫間，趾蹼緣的後方。

主治：頭痛、暈眩、胸肋痛、耳鳴、耳聾、眼眶外緣疼痛、乳房脹痛。

【足竅陰GB44】

取穴：正坐，第四趾外側指甲角旁0.1寸的位置。

主治：頭痛、耳鳴、耳聾、眼睛痛、胸痛、多夢。

足厥陰肝經

主要功能

造血、解毒、淨化血液、幫助消化，以及調和情緒。

主治

肝炎、肝硬化、腎脾和心肌相關病症、腹悶脹、泌尿系統疾病、血壓不穩、陽萎。

對應時辰

丑時，也就是凌晨一點至凌晨三點，大量氣血會集注於肝臟。

循行路線

從足拇趾的大敦穴開始，沿著足背上緣，過行間、太衝穴，經內踝前中封穴，歷蠡溝、中都、曲泉等穴，向上沿大腿內側，過陰包、足五里、急脈等穴，繞過陰部，上行貫穿橫膈膜，到期門、章門等穴，沿著喉嚨的後面，向上進入鼻咽部，連接於目系，向上出前額，上行與督脈會合於頭頂。

分支

1. 眼部支脈——從眼球進入腦部，下行於頰裡，環繞於口唇內。
2. 肺部支脈——從肝分出，通過橫膈，向上流注於肺，與手太陰肺經相連接。

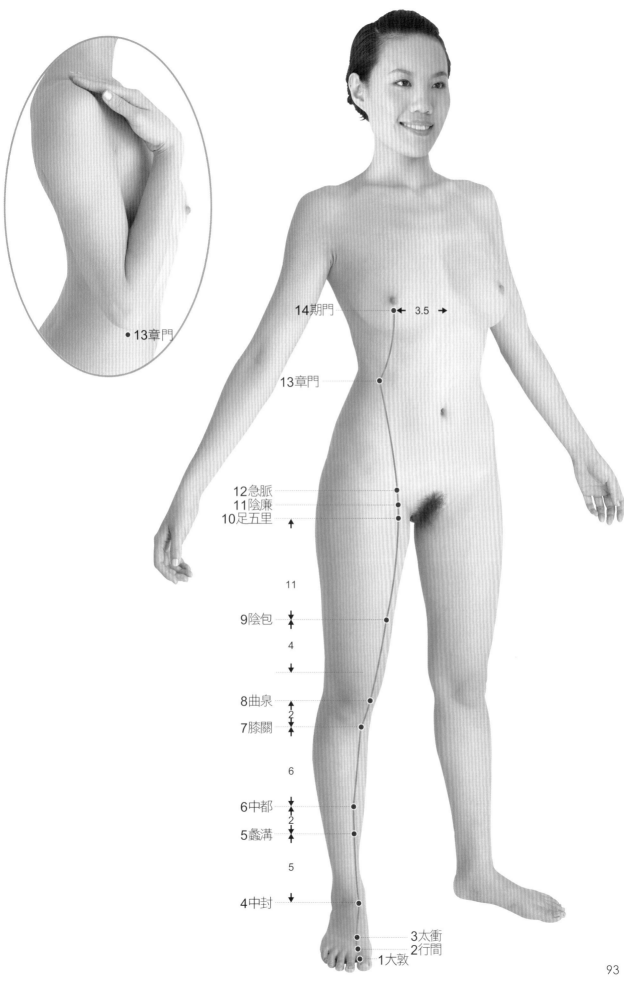

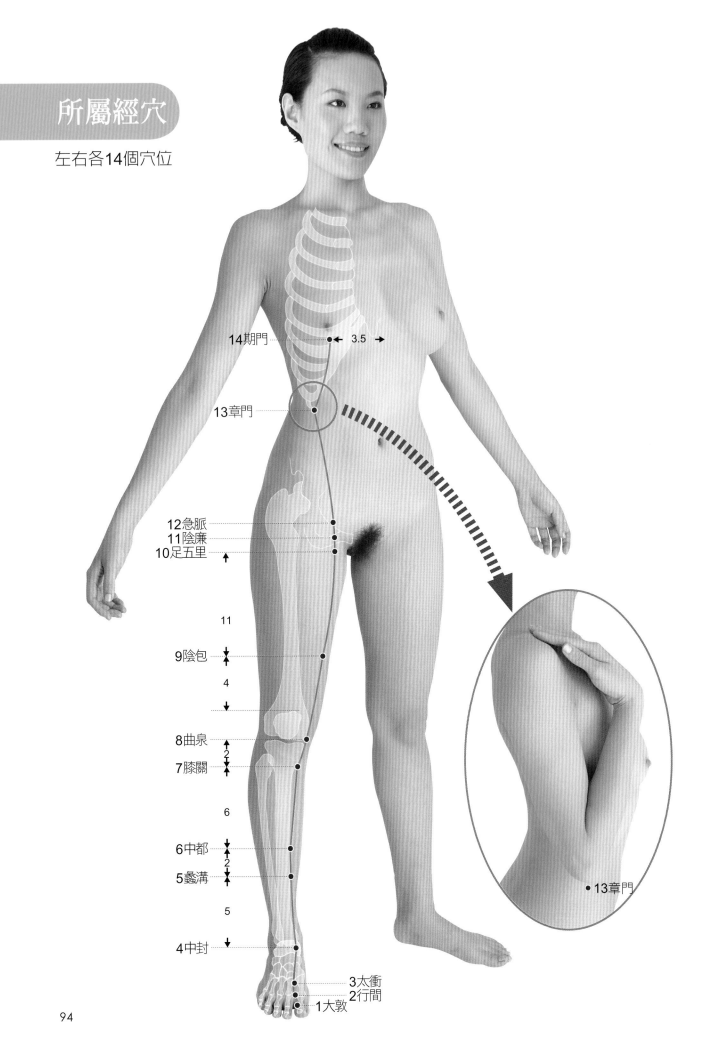

左右各14個穴位

14期門 ← 3.5 →

13章門

12急脈
11陰廉
10足五里 ↑

11

9陰包 ↕

4

8曲泉
7膝關 ↕ 2

6

6中都 ↕
5蠡溝 ↕ 2

5

4中封 ↓

3太衝
2行間
1大敦

• 13章門

【大敦LR1】

取穴：正坐垂膝，腳拇趾外側趾背上，距離外側指甲根約0.1寸處。

主治：疝氣、遺尿、月經不調、癇症。

【行間LR2】

取穴：正坐垂膝，在第一、二趾縫上端的凹陷處。

主治：頭痛、暈眩、小便困難、尿痛、疝痛、腹脹、月經不調、失眠、抽搐等。

【太衝LR3】

取穴：正坐垂膝，在第一、二蹠骨結合部之前的凹陷處。

主治：疲勞、失眠、頭痛、暈眩、目眩、失眠、小便失禁、疝氣、小兒驚風、神志失常、月經不調。

【中封LR4】

取穴：正坐垂膝，內踝前1寸，商丘和解溪穴的中間，脛骨前肌腱內側緣的地方。

主治：小便困難、便祕、疝痛、陰部痛、遺精、踝關節痛、食慾不振。

【蠡溝LR5】

取穴：正坐垂膝，內踝尖上5寸，脛骨內側面中央的位置。

主治：月經不調、白帶過多、陰部搔癢、小便困難、疝氣、遺尿、足脛痠痹等。

【中都LR6】

取穴：正坐垂膝，內踝尖端直上7寸的位置，蠡溝上2寸處。

主治：腹痛、胸痛、腹瀉、疝氣、崩漏、惡露不絕。

【膝關LR7】

取穴：正坐屈膝，脛骨內側後緣，當腓腸肌內側頭之上部，陰陵泉穴後1寸的地方。

主治：膝痛、膝蓋不能屈伸、喉嚨痛。

【曲泉LR8】

取穴：正坐屈膝，在膝關節內側橫紋頭的地方。

主治：腹痛、小便困難、遺精、外陰疼痛、陰部搔癢、膝痛。

【陰包LR9】

取穴：正坐屈膝，在股骨內上髁上4寸，股二頭肌與縫匠肌之間。

主治：月經不調、遺尿、小便困難。

【足五里LR10】

取穴：仰臥，氣衝穴旁0.5寸、直下3寸，內收長肌的內側緣處。

主治：小腹脹痛、小便困難。

【陰廉LR11】

取穴：仰臥，足五里穴上1寸，氣衝穴旁0.5寸、直下2寸處。

主治：月經不調、白帶過多、小腹痛、小便困難、腿股痛。

【急脈LR12】

取穴：仰臥，恥骨聯合下緣，旁開2.5寸的地方。

主治：小腹痛、陰部痛、疝氣。

【章門LR13】

取穴：側臥，在側腹部第十一浮肋端的下緣處。

主治：腹脹、胸肋痛、腸鳴、嘔吐、腹瀉、腰脊疼痛、四肢無力。

【期門LR14】

取穴：仰臥，乳頭直下，在乳中線第六、七肋骨間隙處。

主治：胸肋痛、腹脹、打嗝、吐酸、食慾不振。

主要功能

上承手厥陰心包經的血氣，兩者互爲表裡，下接足少陽膽經。手厥陰心包經主「血」；手少陽三焦經則主「氣」，是陽氣之父。兩者統攝了人體血氣運行的要道。本經穴位主要反應在頭部、耳、喉、胸脅、熱病等病症，亦會出現咽喉、眼、頰、耳後、肩臂肘部外側疼痛等證。

主治

根據《類經》作者張景岳所述，「三焦者，確有一腑，蓋臟腑之外、軀殼之內、包羅臟腑，一腔之大腑也。」三焦又稱「孤腑」，因爲它是「六腑」之中最「大」的一腑。和所有生理機能息息相關，只要身體出現異常或是任何病症，都可在其中找到檢測病源的經穴，還有治療的經絡。

對應時辰

亥時，也就是晚間九點至十一點，大量氣血會循手少陽三焦經流注於「淋巴管」與「三焦體膜」。

循行路線

從無名指外側端的關衝穴開始，經過小指、無名指間的液門、中渚穴，沿著腕背，出於前臂背側兩骨之間，過外關、支溝、四瀆等穴，向上通過肘尖，到達天井穴，沿著上臂外側，過清冷淵、消濼穴，上達肩部，過臑會、肩髎穴，經天髎穴上行過天牖穴，往耳下翳風穴，往上經耳門、耳和髎、絲竹空等穴，另一支往耳後歷瘈脈、顱息、角孫等穴。交出足少陽經的後面，向前進入鎖骨上窩（缺盆部），分佈於胸中，聯絡心包，向下通過橫膈。

分支

1.胸中的支脈：經天髎穴到足少陽膽經的肩井穴，下入缺盆，過天池穴，從胸中直下，入心包，通過橫膈膜，從胸至腹，屬於上、中、下三焦。
2.胸中的支脈：另一支脈從膻中穴上行，出缺盆向後，經大杼穴與督脈大椎穴、手足諸陽經交會。
3.耳部支脈：從天牖穴，到腦後風池、頭竅陰穴。
4.耳部支脈：從耳上角的角孫穴，歷懸釐、懸顱、頷厭三穴，下至陽白穴，屈曲下行，至面頰部，再折上經顴髎穴，到達下眼眶。
5.耳部支脈：從耳後翳風進入耳中，經聽宮回到耳門穴，再折至上關穴，復回到耳和髎穴，上行接到絲竹空，往下到達眼眶外緣的瞳子髎，與足少陽膽經相接。

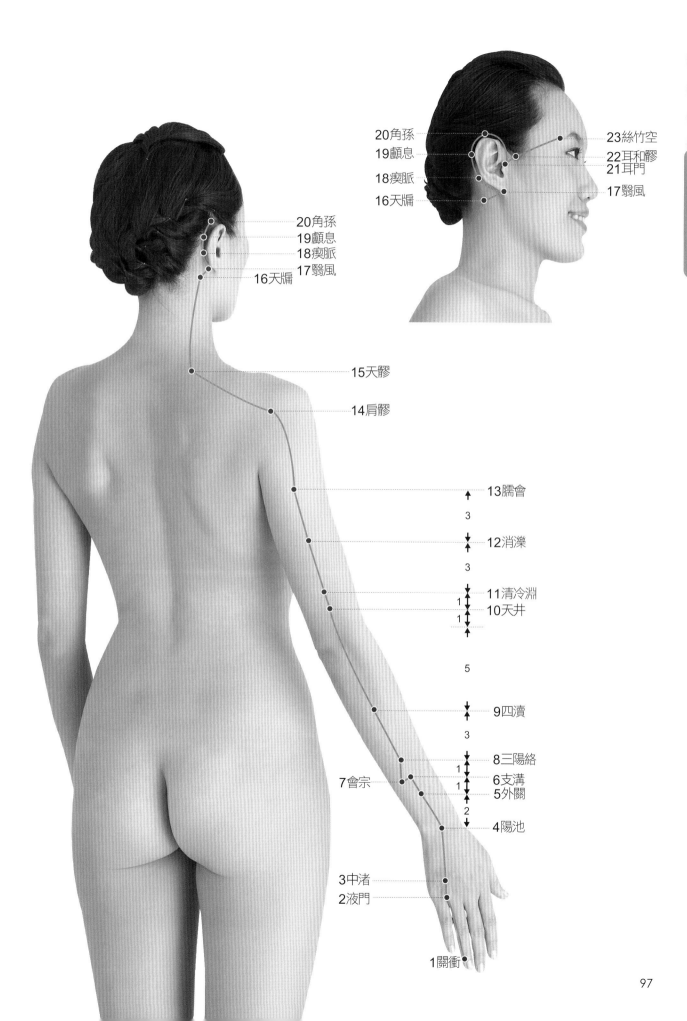

20角孫
19顱息
18瘈脈
16天牖

23絲竹空
22耳和髎
21耳門
17翳風

20角孫
19顱息
18瘈脈
17翳風
16天牖

15天髎

14肩髎

13臑會

3

12消濼

3

11清冷淵
10天井

1

1

5

9四瀆

3

8三陽絡

1

6支溝

7會宗

1

5外關

2

4陽池

3中渚
2液門

1關衝

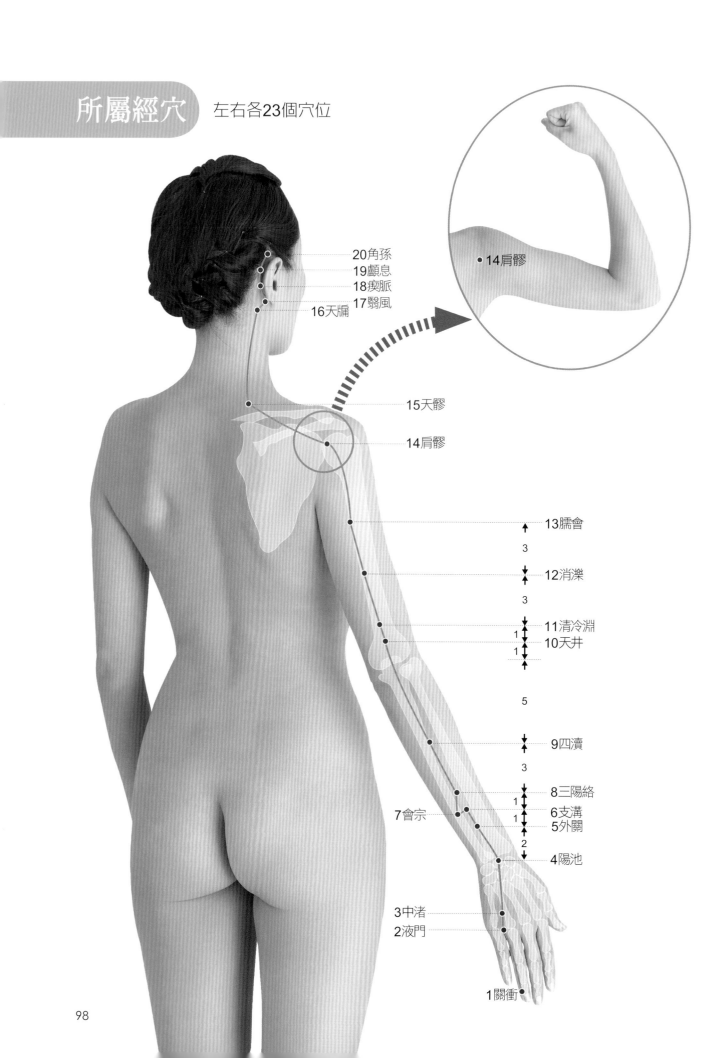

20角孫
19顱息
18瘈脈
17翳風
16天牖

14肩髎

15天髎

14肩髎

13臑會

3

12消濼

3

11清冷淵

1

10天井

1

5

9四瀆

3

8三陽絡

1

6支溝

1

5外關

7會宗

2

4陽池

3中渚

2液門

1關衝

【關衝TE1】
　取穴：俯掌，無名指外側，指甲根0.1寸
　　　　的地方。
　主治：頭痛、耳鳴、耳聾、喉嚨腫痛、心
　　　　煩、眼睛赤痛。
【液門TE2】
　取穴：半握拳，在無名指與小指的指縫
　　　　間，指蹼緣的後方。
　主治：頭痛、眼睛赤痛、耳聾、喉嚨腫
　　　　痛、瘧疾、手臂痛。
【中渚TE3】
　取穴：輕握拳，液門穴上1寸，掌指關節
　　　　後方凹陷中。
　主治：頭痛、耳聾、耳鳴、喉嚨腫痛、肘
　　　　臂痛、手指不能屈伸。
【陽池TE4】
　取穴：伸臂俯掌，腕背橫紋中，第四掌骨
　　　　後緣凹陷處。
　主治：手腕痛、肩臂痛、瘧疾、耳聾、糖
　　　　尿病。
【外關TE5】
　取穴：伸臂俯掌，腕背橫紋上2寸，尺、
　　　　橈骨之間。
　主治：腕關節痛、偏頭痛、耳鳴、耳聾、
　　　　肘臂屈伸不利、手指疼痛。
【支溝TE6】
　取穴：伸臂，外關穴上1寸凹陷處，橈骨
　　　　與尺骨之間。
　主治：落枕、腹瀉、便秘、嘔吐、熱病、
　　　　手腕痛、肩背痠重、耳鳴、耳聾。
【會宗TE7】
　取穴：伸臂，支溝外端1寸處，當尺骨之
　　　　橈側緣。
　主治：臂痛、耳鳴、耳聾。

【三陽絡TE8】
　取穴：伸臂，支溝穴上1寸處，尺、橈骨
　　　　之間。
　主治：耳聾、胸肋痛、手臂痛、牙痛。
【四瀆TE9】
　取穴：伸臂，前臂背側，肘下5寸處，
　　　　橈、尺骨之間。
　主治：偏頭痛、耳鳴、牙痛、前臂痛。
【天井TE10】
　取穴：屈肘，尺骨鷹嘴上方1寸凹陷處。
　主治：偏頭痛、肘關節痛。
【清冷淵TE11】
　取穴：屈肘，尺骨鷹嘴上2寸處。
　主治：肩臂痛而不舉、偏頭痛。
【消濼TE12】
　取穴：伸臂，在尺骨鷹嘴與肩髎穴的連線
　　　　上，清冷淵和臑會穴的中點處。
　主治：後頭痛、頸背痛、臂痛而不舉。
【臑會TE13】
　取穴：伸臂，肘尖與肩髎穴的連線上，肩
　　　　髎穴下3寸，三角肌的後緣處。
　主治：肩背痛、前臂痛。
【肩髎TE14】
　取穴：伸臂，肩峰後緣與肱骨上端內側面
　　　　構成的凹陷處，即上臂外展平舉
　　　　時，肩後所呈現的凹陷。
　主治：肩痛、上肢麻痺。
【天髎TE15】
　取穴：正坐，肩峰突起和大椎穴的連線中
　　　　點處，即當肩胛骨的上角處。
　主治：肩背痛、肩肘痛、頸部僵痛。

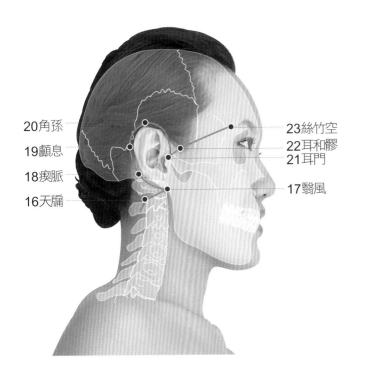
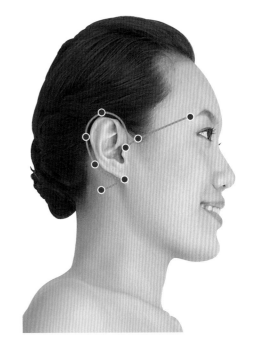

20角孫
19顱息
18瘈脈
16天牖

23絲竹空
22耳和髎
21耳門
17翳風

【天牖TE16】

取穴：正坐，在天容、天柱穴間，完骨穴
　　　後下方處。

主治：頭痛、耳聾、面腫、頸部痛。

【翳風TE17】

取穴：正坐，耳垂後方的凹陷處。

主治：面肌痙攣、口眼歪斜、面神經麻
　　　痺、牙痛、頰腫、耳聾、耳鳴。

【瘈脈TE18】

取穴：側臥，翳風與顱息穴中間處。

主治：偏頭痛、耳聾、耳鳴、小兒驚癇。

【顱息TE19】

取穴：側臥，瘈脈穴上1寸處。

主治：耳聾、耳鳴、耳痛、頭痛、小兒驚
　　　癇等。

【角孫TE20】

取穴：側臥，當耳尖正上方入髮際處。

主治：偏頭痛、耳聾、耳鳴、牙痛、牙齦
　　　痛、眼睛赤痛腫痛。

【耳門TE21】

取穴：正坐，在耳前切迹前上方的凹陷的
　　　地方。

主治：耳鳴、耳聾、牙痛、下頜關節痛。

【耳和髎TE22】

取穴：正坐，在耳門穴前上方，平耳廓根
　　　前，鬢髮後緣，於顳淺動脈後緣處
　　　取穴。

主治：偏頭痛、耳鳴、下頜關節痛。

【絲竹空TE23】

取穴：正坐，眉梢外端處凹陷處。

主治：眉棱骨痛、頭痛、眼睛疾病、牙
　　　痛、口眼歪斜。

奇經八脈

奇經有八，八脈總歌訣：「正經經外是奇經，八脈分司各有名，任脈任前督於後，衝起會陰腎同行。陽蹺跟外膀胱別，陰起跟前隨少陰，陽維維絡諸陽脈，陰維維絡在諸陰。帶脈圍腰如束帶，不由常度號奇經。」

奇經八脈為任、督、衝、帶、陰維、陽維、陰蹺、陽蹺脈的總稱。雖然沒有自己所屬的臟腑，也沒有像十二經脈一樣相互關連，構成一個完整而複雜但卻井然有序的脈絡系統；其中，除了任脈、督脈兩脈之外，更沒有專屬的經穴。但其生理功能卻有對十二經脈的氣血運行，將之調和、統整的重要功效，能有效幫助人體內各經絡系統的氣血盛衰與消長。

奇經八脈概況表

名稱	別名	位置	主要功能	交會經脈
任脈	陰脈之海	胸腹正中線	承受陰經經氣	足陽明經、督脈
督脈	陽脈之海	背脊正中線	總領陽經經氣	足太陽經、任脈
衝脈	十二經脈之海 又稱血海	腹第一側脈	涵蓄十二經氣血	足少陰經
帶脈		環腰一周	總束諸經	足少陽經
陽蹺脈		下肢外側、肩、頭部	調節下肢運動	手足太陽、手足陽明、足少陽
陰蹺脈		下肢內側、眼	調節下肢運動	足少陰、足太陽
陽維脈		下肢外側、肩、頭頸	維持陽陰經之間的協調和平衡	手足太陽、督脈、手足少陽、足陽明
陰維脈		下肢內側、腹第三側線、頸	維持陽陰經之間的協調和平衡	足少陰、足太陰、足厥陰、任脈

任脈（Conception Vessel，編號為CV）
起於腹部的會陰穴，終於頭部的承漿穴，左右各有24個穴位。

主要功能

任脈二十四穴，分布在會陰、腹、胸、頸、下頷部的正中線上，起於會陰，止於承漿。「任」有擔任之意。任脈為血海，又與胃脈相會，同時任脈、督脈、衝脈三脈同起於會陰，而任脈走腹部，督脈走背部，衝脈並少陰，分布於胸中。

任脈和督脈一樣都有自己獨立的專穴，所以又和十二經脈合稱為十四經脈。任脈是諸陰脈匯集的地方，為「陰脈之海」，其功用最主要是調節陰經氣血，與女性月經、生殖功能的密切關係。

主治

咽喉炎、哮喘、吞嚥困難、甲狀腺、心肌病症、腸胃炎、小腸疾病、疝痛、性機能亢奮、膀胱炎、攝護腺腫大、泌尿生殖等相關疾病等。

循行路線

起於會陰部的會陰穴，前沿曲骨、中極穴，經腹內，過關元、氣海、陰交等穴，到臍中的神闕穴，直上歷水分、建里、上脘、鳩尾、膻中、華蓋、璇璣等穴，再上行達咽喉的天突、廉泉、承漿等穴，環繞口唇，上至督脈齦交穴，經過面部，進入眼眶下。

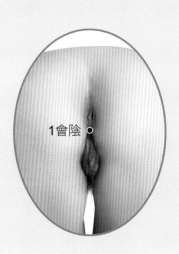

1會陰

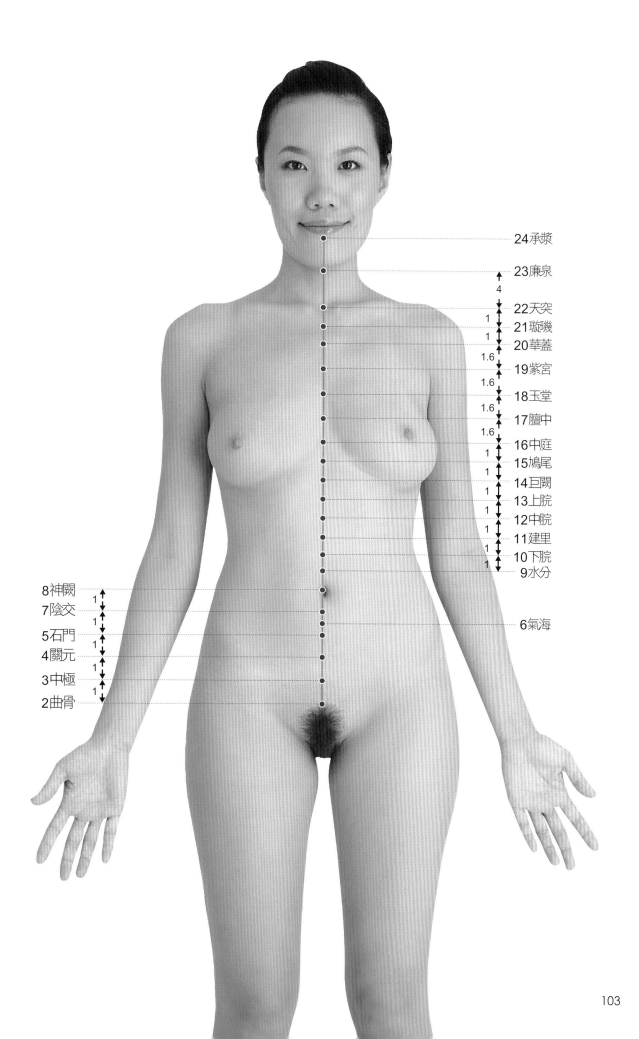

24承漿

23廉泉

4

22天突

1

21璇璣

1

20華蓋

1.6

19紫宮

1.6

18玉堂

1.6

17膻中

1.6

16中庭

1

15鳩尾

1

14巨闕

1

13上脘

1

12中脘

1

11建里

1

10下脘

1

9水分

8神闕

1

7陰交

1

6氣海

5石門

1

4關元

1

3中極

1

2曲骨

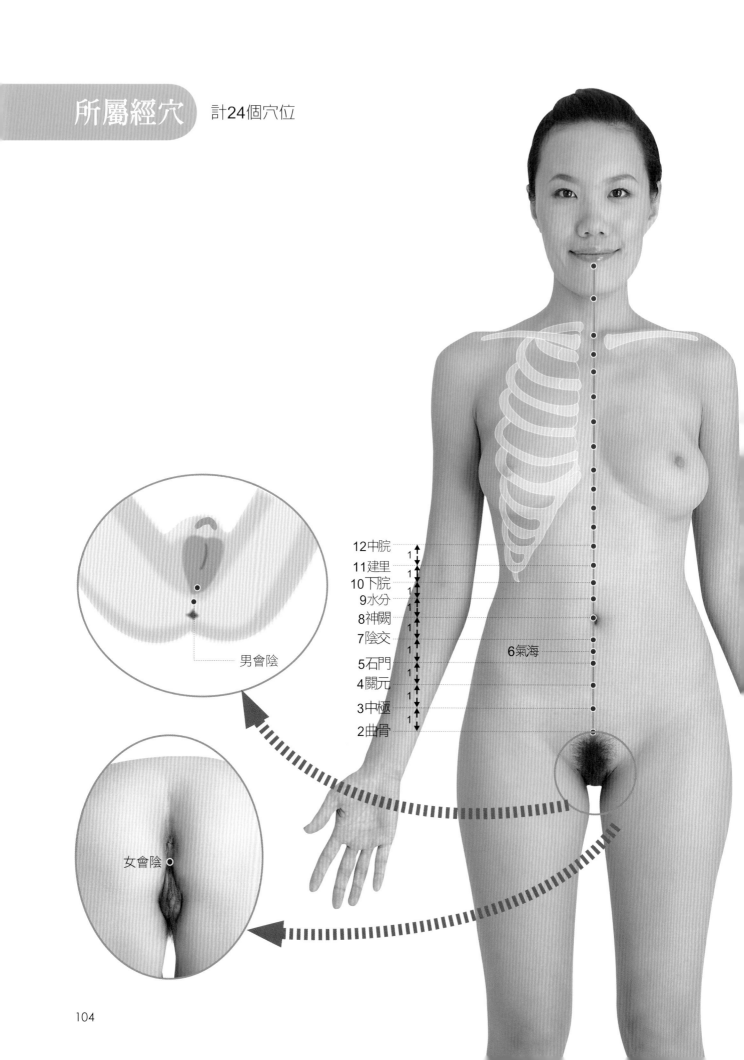

所屬經穴　計24個穴位

12中脘
11建里
10下脘
9水分
8神闕
7陰交
5石門
4關元
3中極
2曲骨

6氣海

男會陰

女會陰

【會陰 CV1】

取穴：仰臥，在前後二陰之正中處，男性就是陰囊根部和肛門中間，女性即是大陰唇後聯合與肛門中間。

主治：遺精、遺尿、陰癢、痔疾、小便困難、月經不調。

【曲骨 CV2】

取穴：仰臥，臍下5寸處，即恥骨聯合上緣的中點。

主治：小便困難、遺尿、遺精、陽萎、疝氣、白帶過多、月經不調、經痛。

【中極 CV3】

取穴：仰臥，在腹正中線上，臍下4寸的地方。

主治：泌尿及生殖系統相關病症、小腹疼痛等。

【關元 CV4】

取穴：仰臥，中極穴上1寸處。

主治：泌尿及生殖系統相關病症、小腹痛、產後出血、腹瀉、脫肛。

【石門 CV5】

取穴：仰臥，關元穴上1寸處。

主治：腹痛、疝氣、水腫、遺尿、腹瀉、月經不調、產後出血。

【氣海 CV6】

取穴：仰臥，臍下1.5寸處。

主治：腹痛、遺尿、遺精、腹瀉、痢疾、便祕、水腫、疝氣、小便困難、月經不調、產後出血、氣喘。

【陰交 CV7】

取穴：仰臥，石門穴上1寸處。

主治：腹脹、腹痛、水腫、疝氣、腹瀉、痢疾、月經不調、產後出血。

【神闕 CV8】

取穴：仰臥，肚臍的中心處。

主治：腹痛、腸鳴、脫肛、腹瀉、水腫、虛脫。

【水分 CV9】

取穴：仰臥，臍上1寸處。

主治：水腫、腹痛、小便不通、腹瀉。

【下脘 CV10】

取穴：仰臥，在腹正中線上，臍上2寸的地方。

主治：腹痛、腸鳴、胃脘痛、消化不良、腹瀉、嘔吐。

【建里 CV11】

取穴：仰臥，在腹正中線上，臍上3寸的地方。

主治：腹痛、腹脹、腸鳴、胃痛、水腫、食慾不振、嘔吐。

【中脘 CV12】

取穴：仰臥，在腹正中線上，臍上4寸的地方。

主治：胃痛、吐酸、翻胃、嘔吐、腹瀉、腹脹、腸鳴、消化不良、失眠。

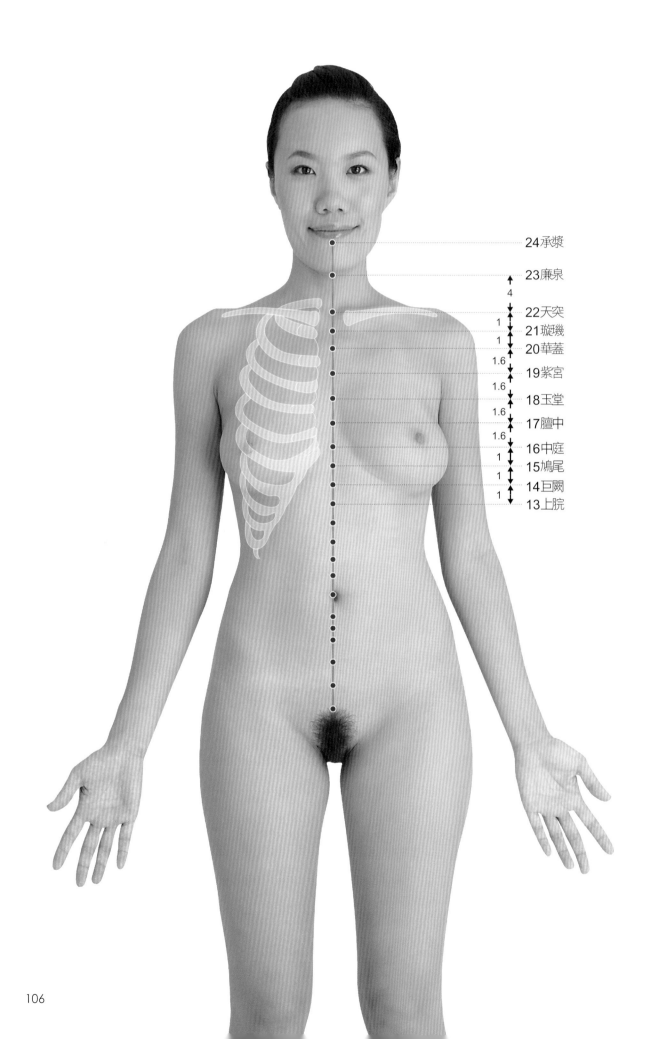

24承漿
23廉泉
4
22天突
1
21璇璣
1
20華蓋
1.6
19紫宮
1.6
18玉堂
1.6
17膻中
1.6
16中庭
1
15鳩尾
1
14巨闕
1
13上脘

【上脘 CV13】

取穴：仰臥，在腹正中線上，臍上5寸的地方。

主治：心痛煩熱、失眠、胃痛、翻胃、嘔吐、腹脹。

【巨闕 CV14】

取穴：仰臥，在腹正中線上，臍上6寸的地方。

主治：胸痛、翻胃、打嗝、泛酸、嘔吐、心悸、癇症、癲狂。

【鳩尾 CV15】

取穴：仰臥，前正中線劍突下0.5寸，臍上7寸處。

主治：胸痛、翻胃、癲狂、癇症。

【中庭 CV16】

取穴：仰臥，膻中穴下1.6寸處，平第五肋間隙。

主治：胸痛、胸肋脹滿、打嗝、翻胃、嘔吐、食慾不振。

【膻中 CV17】

取穴：仰臥，玉堂穴下1.6寸處，兩乳頭連線的中點。

主治：胸痛、胸悶、咳喘、氣喘、乳汁少、心悸。

【玉堂 CV18】

取穴：仰臥，紫宮穴下1.6寸處，平第三肋間隙。

主治：胸痛、咳嗽、氣喘、嘔吐。

【紫宮 CV19】

取穴：仰臥，華蓋穴下1.6寸處，平第二肋間隙。

主治：胸痛、咳嗽、哮喘。

【華蓋 CV20】

取穴：仰臥，璇璣穴下1寸處。

主治：胸痛、胸肋脹滿、咳喘。

【璇璣 CV21】

取穴：仰臥，天突穴下1寸的位置。

主治：喉嚨痛、胸痛、咳喘。

【天突 CV22】

取穴：正坐，胸骨上窩正中凹陷處。

主治：咳嗽、喉嚨腫痛、失語、打嗝、喉部有異物感。

【廉泉 CV23】

取穴：正坐仰頭，在喉結上方，舌骨上緣凹陷處。

主治：失語、舌下腫痛、中風說話不清、吞嚥困難。

【承漿 CV24】

取穴：正坐，下唇溝的正中凹陷處。

主治：面癱、流口水、癲狂、口眼歪斜、牙齦腫痛。

主要功能

爲「奇經八脈」的主脈，位於人體的中軸線以脊椎爲循行路線，共有二十八穴，是諸陽脈匯集的地方，與任脈統率一身的陰陽之氣，因此有「陽脈之海」之稱。督脈又與腦、髓、骨息息相關，所謂「腎主骨生髓」、「腎藏精，精生髓，髓養骨」、「腦爲髓之海」。因此凡事和腰痛、遺精、白帶問題、氣喘、癲癇、聲啞、頭痛、脊柱僵直等，都可以在督脈所屬的經穴中找到適當的治療方法。

主治

脊髓和所有生理機能的相關病症。

循行路線

起於小腹內，從會陰部向後，經尾骨的長強穴，沿脊柱上行，歷腰俞、命門、筋縮、靈台、身柱等穴，這裡分行到足太陽的風門穴，再會合於陶道穴，上達頸部後的風府穴，進入腦內，循腦戶、後項穴，上行至頭頂的百會穴，再沿著前額下行到鼻柱，歷神庭、素髎、水溝穴，過兌端至齦交穴，與任脈相接於承漿穴。

督脈（Governor Vessel，編號爲 GV）
起於腹部的長強穴，終於頭部的齦交穴，左右各有 28 個穴位。

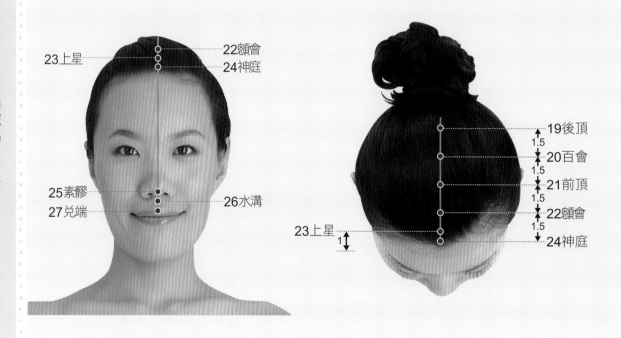

23上星　　22顖會
　　　　　24神庭
25素髎　　26水溝
27兌端

19後頂
1.5
20百會
1.5
21前頂
1.5
22顖會
1.5
23上星　　24神庭
1

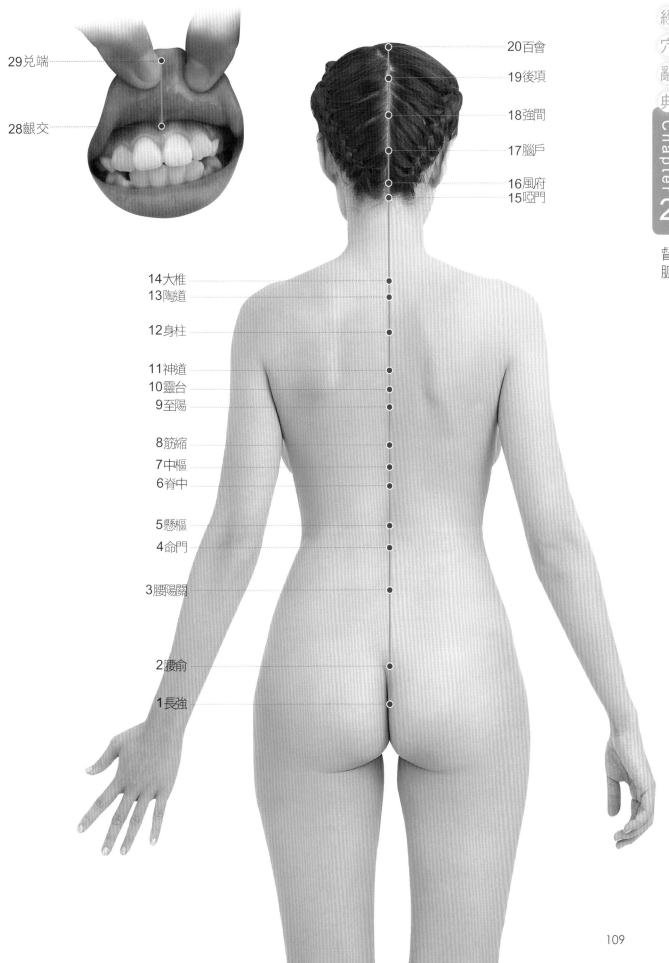

29兌端

28齦交

20百會

19後項

18強間

17腦戶

16風府
15啞門

14大椎
13陶道

12身柱

11神道
10靈台
9至陽

8筋縮

7中樞
6脊中

5懸樞

4命門

3腰陽關

2腰俞

1長強

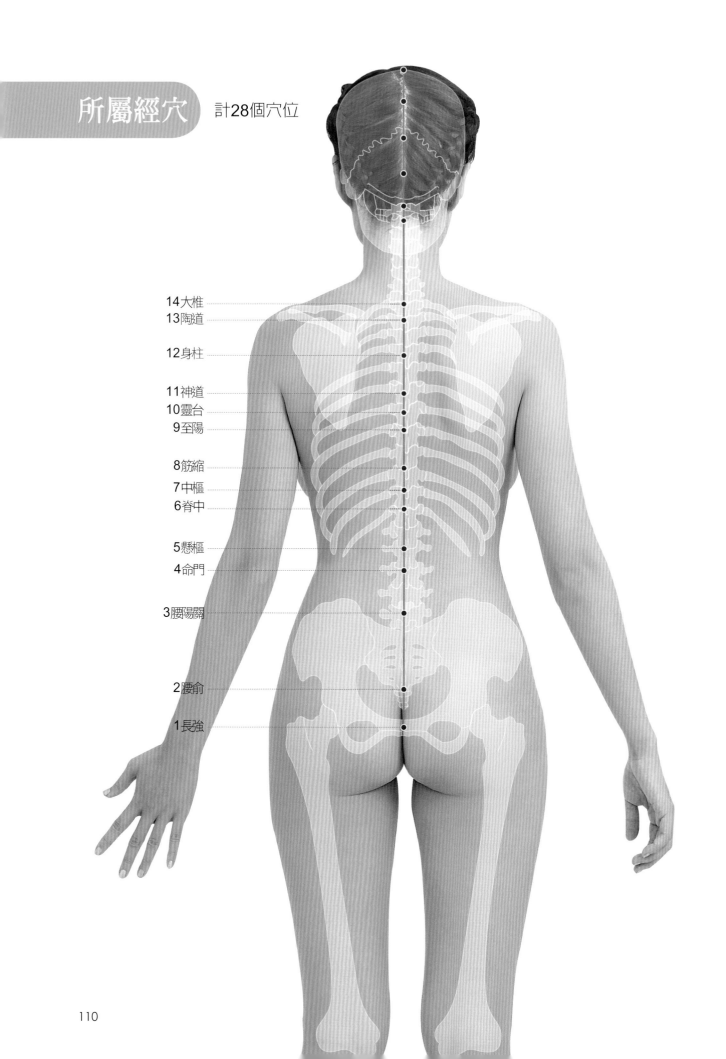

所屬經穴　計28個穴位

14大椎
13陶道
12身柱
11神道
10靈台
9至陽
8筋縮
7中樞
6脊中
5懸樞
4命門
3腰陽關
2腰俞
1長強

【長強 GV1】

取穴：俯臥，尾骨尖端和肛門的中點處。

主治：脫肛、腹瀉、便血、痔瘡、便祕、腰脊痛、癲癇。

【腰俞 GV2】

取穴：俯臥，在第四骶骨下之裂孔凹陷的位置。

主治：腰骶脊疼痛、癇症、月經不調、脫肛、痔瘡。

【腰陽關 GV3】

取穴：俯臥，在第四、五腰椎棘突中間凹陷處。

主治：腰骶疼痛、下肢癱瘓、月經不調、遺精、陽萎。

【命門 GV4】

取穴：俯臥，在第二、三腰椎棘突中間凹陷處。

主治：腰痛、月經不調、遺精、陽萎、腹瀉、手腳冰冷。

【懸樞 GV5】

取穴：俯臥，在第一、二腰椎棘突中間凹陷處。

主治：腰背痛、腹痛、腹瀉、消化不良。

【脊中 GV6】

取穴：俯臥，在第十一、十二胸椎棘突中間凹陷處。

主治：腰痛、胃脘痛、腹痛、腹瀉、黃疸、癇症。

【中樞 GV7】

取穴：俯臥，在第十、十一胸椎棘突中間凹陷處。

主治：腰背痛、胃脘痛、腹脹、身體發黃、視力減退。

【筋縮 GV8】

取穴：俯臥，在第九、十胸椎棘突中間凹陷處。

主治：背痛、胃痛、癇症。

【至陽 GV9】

取穴：俯臥，在第七、八胸椎棘突中間凹陷處，約與肩胛骨下角相平。

主治：咳喘、胸背痛、黃疸、四肢無力、胃寒無法進食。

【靈台 GV10】

取穴：俯臥，在第六、七胸椎棘突中間凹陷處。

主治：咳喘、疔瘡、脊背痛。

【神道 GV11】

取穴：俯臥，在第五、六胸椎棘突中間凹陷處。

主治：心痛、健忘、驚悸、咳嗽、肩背痛等症。

【身柱 GV12】

取穴：俯臥，在第三、四胸椎棘突中間凹陷處。

主治：疲勞、咳喘、癇症、精神恍惚、疔瘡、腰背痛。

【陶道 GV13】

取穴：正坐低頭，在第一、二胸椎棘突中間凹陷處。

主治：發燒、頭痛、瘧疾。

【大椎 GV14】

取穴：正坐低頭，在第七頸椎與第一胸椎棘突中間凹陷處，約與肩平。

主治：發燒、瘧疾、咳喘、感冒、癲癇、頸背痛。

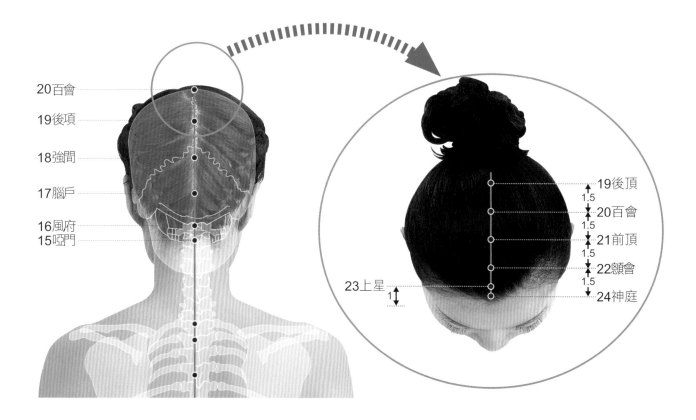

【啞門 GV15】

　　取穴：正坐低頭，從後髮際正中直上0.5寸，第一、二頸椎間的凹陷處。

　　主治：癲狂、癇症、聾啞、中風、流鼻血、後頭痛、頸部僵硬。

【風府 GV16】

　　取穴：正坐低頭，從後髮際正中直上1寸，第一頸椎上緣處。

　　主治：頭痛、目眩、喉嚨腫痛、流鼻血、失語、頸部痛、半身不遂、癲狂。

【腦戶 GV17】

　　取穴：正坐，風府穴上1.5寸，枕外粗隆上方的位置。

　　主治：頭痛、頭暈、頸部痛、癇症、眼睛不能轉動。

【強間 GV18】

　　取穴：正坐，腦戶穴上1.5寸處。

　　主治：頭痛、目眩、頸部痛、癲狂。

【後頂 GV19】

　　取穴：正坐，強間穴上1.5寸處。

　　主治：頭頂痛、癲狂、癇症、暈眩。

【百會 GV20】

　　取穴：正坐，後髮際直上7寸，在兩耳耳尖連線與頭頂正中線上的交點處。

　　主治：頭痛、暈眩、失眠、耳鳴、鼻塞、中風、昏厥、癲狂、脫肛。

【前頂 GV21】

　　取穴：正坐，百會穴前1.5寸，前髮際後3.5寸處。

　　主治：頭頂痛、目眩、頭暈、鼻炎、流鼻涕、癇症。

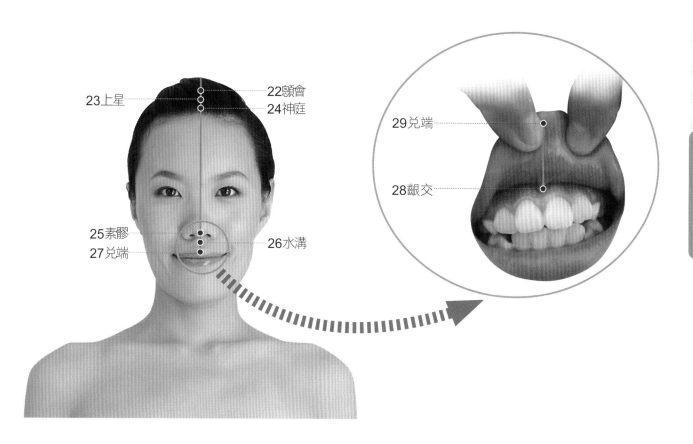

【顖會 GV22】

取穴：正坐，百會穴前3寸，前髮際正中
直上2寸處。

主治：頭痛、頭暈、目眩、鼻炎、小兒驚
癇等。

【上星 GV23】

取穴：正坐，前髮際正中直上1寸處。

主治：頭痛、眼睛痛、鼻炎、癲狂。

【神庭 GV24】

取穴：正坐，前髮際正中直上0.5寸處。

主治：頭痛、驚悸、失眠、暈眩、眼睛
痛、鼻炎。

【素髎 GV25】

取穴：正坐，在鼻尖端處。

主治：昏迷、鼻塞、流鼻血、鼻炎、酒糟
鼻等。

【水溝 GV26】

取穴：正坐，在人中溝上三分之一處。

主治：昏迷、癲狂、癇症、小兒驚風、牙
關緊閉、口眼歪斜、面腫、急性腰
扭傷。

【兌端 GV27】

取穴：正坐，上唇尖端，人中溝與口唇接
連處。

主治：癲狂、牙齦腫痛、鼻炎。

【齦交 GV28】

取穴：正坐，掀起上唇，上唇系帶與齒齦
相接處。

主治：癲狂、頭額疼痛、牙齦腫痛、眼睛
多分泌物、頸部僵硬。

衝脈

主要功能

衝脈是五臟六腑十二經脈之海交會穴，五臟六腑都稟受它的氣血的濡養，並與任脈、督脈聯繫也十分密切，具有調節十二經脈的氣血，會合全身經絡的功能，自古便有「血海」、「十二經脈之海」的稱謂。所以說，衝任二脈與女性都有特殊的關係。

主治

衝任二脈與女性的經、帶、胎、產的生理和病理，如女性生育、胎產、月事，以及營養十二經脈、調養五臟六腑，與下腹部的腫瘤、疼痛的發生息息相關。

循行路線

起於小腹的氣衝穴，經橫骨穴上行歷大赫、氣穴、中注、商曲、幽門等穴，而至胸部，上達咽喉，環繞於口唇。

衝脈
起於足陽明胃經的氣衝穴，終於足少陰腎經的幽門穴，左右各有12個穴位。

交會穴道　左右各12個穴位

【氣衝ST30】（足陽明胃經）
取穴：仰臥，歸來穴下1寸處。
主治：疝氣、外陰腫痛、有關泌尿生殖系統的各項病症。

【橫骨KI11】（足少陰腎經）
取穴：仰臥，臍下5寸，恥骨聯合上緣之曲骨穴旁開0.5寸處。
主治：小便困難、遺尿、遺精、陽萎、陰部痛、小腹痛。

【大赫KI12】（足少陰腎經）
取穴：仰臥，氣穴下1寸處。
主治：虛勞、眼睛赤痛、遺精、陽萎、月經不調、陰部痛、白帶過多、小腹脹痛等。

【氣穴KI13】（足少陰腎經）
取穴：仰臥，四滿穴下1寸處。
主治：經痛、月經不調、小便困難、腹痛、腹瀉。

【四滿KI14】（足少陰腎經）
取穴：仰臥，中注穴下1寸處。
主治：腹痛、腹脹、遺精、月經不調、經痛、產後腹痛。

【中注KI15】（足少陰腎經）
取穴：仰臥，肓俞穴下1寸處。
主治：月經不調、腹痛、便祕。

【肓俞KI16】（足少陰腎經）
取穴：仰臥，臍中旁0.5寸，平神闕穴。
主治：腹痛、腹脹、胃下垂、便祕、嘔吐等症。

【商曲KI17】（足少陰腎經）
取穴：仰臥，石關穴下1寸處。
主治：腹痛、腹瀉、便祕。

【石關KI18】（足少陰腎經）
取穴：仰臥，陰都穴下1寸處。
主治：嘔吐、腹痛、便祕、婦人不孕、產後腹痛。

【陰都KI19】（足少陰腎經）
取穴：仰臥，腹通谷穴下1寸處。
主治：腹痛、腹鳴、胃脘痛、便祕、嘔吐。

【腹通谷KI20】（足少陰腎經）
取穴：仰臥，幽門穴下1寸處。
主治：腹痛、腹脹、嘔吐、消化不良、頸部僵硬。

【幽門KI21】（足少陰腎經）
取穴：仰臥，巨闕穴旁開0.5寸處。
主治：心痛、氣不順、腹痛、腹脹、消化不良、嘔吐。

主要功能

帶之言束也，有腰帶的意思。猶如束帶一般，其主要功能是「約束諸經」。從第二腰椎出發，環繞周身一圈，如腹部「游泳圈」。帶脈一旦不佳，則腰部日顯肥厚，苗條曲線不再。《奇經八脈考・帶脈篇》：「帶脈者，起於胸肋足厥陰之章門穴，同足少陽循帶脈穴，圍身一周，如束帶然。」帶脈與腎臟神經系統有關，有固精、強腎、壯陽之功效。

主治

白帶問題、子宮下垂、懷孕、腹部脹滿、腰脊痠痛無力、口乾無味。

循行路線

《儒門事親》曰：「衝、任、督三脈同起而異行，一源而三歧，皆絡帶脈。」帶脈出自督脈、行於腰腹，腰腹部是衝、任、督三脈脈氣所發之處（衝、任、督皆起於此處），所以帶脈與衝、任、督三脈的關係極為密切。路線起於胸肋部下面的章門穴，斜下行到帶脈穴、五樞穴、維道穴，橫行繞身一周。

帶脈
起於足厥陰肝經的章門，終於足少陽膽經的維道穴，左右各有 4 個穴位。

交會穴道　左右各4個穴位

【帶脈GB26】（足少陽膽經）

取穴：側臥，章門穴直下，與臍橫線交點的地方。

主治：月經不調、白帶多、閉經、腹痛、疝氣、腰背痛。

【五樞GB27】（足少陽膽經）

取穴：側臥，骼前上棘前內方，從帶脈下3寸處。

主治：腹痛、腰胯痛、便祕、疝氣、赤白帶下。

【維道GB28】（足少陽膽經）

取穴：側臥，骼前上棘前內方，五樞穴直下0.5寸處。

主治：小腹痛、子宮脫垂、疝氣。

【章門LR13】（足厥陰肝經）

取穴：側臥，在側腹部第十一浮肋端的下緣處。

主治：腹脹、胸肋痛、腸鳴、嘔吐、腹瀉、腰脊疼痛、四肢無力。

陽蹻脈

主要功能

蹻脈的「蹻」有足跟和蹻捷的含意。從下肢內、外側上行頭部，具有調節陰陽之氣與肢體的運動靈活功用，由於陰、陽蹻脈交會於眼睛內眶，皆入於腦，故《靈樞・寒熱病》有「陽氣盛則目，陰氣盛則瞑目」的論述。腦為元神之府，故本穴又有調理心神、寧神定志的功效；意即關係到人的活動與睡眠。

主治

兩腳無力、行走艱難、歪斜、失眠、腰背僵直、癲癇、骨頭疼痛、兩眼痠痛等症。

循行路線

起於足跟外側的申脈穴，沿著外踝上行，歷跗陽穴，經腓骨後緣，沿大腿外側直上，經胸肋後方，再從腋縫後上肩，過臑俞、巨骨等穴，沿著頸部上挾口角，歷巨倉、巨髎、承泣進入眼睛內眶，與陰蹻脈相會合，再沿著足太陽膀胱經上額，與足少陽膽經會合於風池穴。

陽蹻脈
起於足太陽膀胱經的申脈穴，終於足少陽膽經的風池穴，左右各有12個穴位。

交會穴道　左右各12個穴位

【申脈BL62】（足太陽膀胱經）

取穴：正坐垂膝，外踝正下方凹陷0.5寸的地方。

主治：頭痛、踝關節痛、失眠、暈眩。

【僕參BL61】（足太陽膀胱經）

取穴：正坐垂膝，外踝後下方，昆侖穴直下，當跟骨凹陷中，赤白肉際處。

主治：下肢痿痹、足跟痛。

【跗陽BL59】（足太陽膀胱經）

取穴：正坐垂膝，昆侖穴直上3寸，腓骨後緣處。

主治：頭重、頭痛、外踝腫痛、下肢癱瘓、腰腿痛。

【居髎GB29】（足少陽膽經）

取穴：側臥，維道穴斜後下方3寸，髂前上棘與股骨大轉子連線中點凹陷的地方。

主治：側腰腹痛、髖關節痛、癱瘓、下肢痿痹。

【臑俞SI10】（手太陽小腸經）

取穴：正坐垂臂，肩貞直上，肩胛岡下緣凹陷處。

主治：肩腫、肩臂痠痛無力。

【肩髃LI15】（手陽明大腸經）

取穴：正坐，上臂外展平舉時，肩峰與股骨大結節間，於三角肌方凹陷處的位置。

主治：肩臂疼痛、上肢不遂。

【巨骨LI16】（手陽明大腸經）

取穴：正坐，鎖骨肩峰端和肩胛骨之間的凹陷處。

主治：肩臂疼痛、肩背部的相關病症。

【地倉ST4】（足陽明胃經）

取穴：正坐閉口，在口角旁0.4寸處，意即口角外側。

主治：口角歪斜、流口水、牙痛、面癱、面肌痙攣。

【巨髎ST3】（足陽明胃經）

取穴：雙眼直視前方，在四白穴直下，也就是瞳孔直下與鼻翼下緣沿線之交點處。

主治：牙痛、口眼歪斜、流鼻血、面癱、眼睛赤痛腫痛。

【承泣ST1】（足陽明胃經）

取穴：正坐，雙眼直視前方，瞳孔直下方0.7寸，靠近眼眶的下邊緣處。

主治：近視、口眼歪斜、流淚、眼睛赤痛腫痛、夜盲。

【睛明BL1】（足太陽明膀胱經）

取穴：正坐，眼睛內眦角上方0.1寸凹陷的地方。

主治：近視、色盲、目眩、迎風流淚、結膜炎、角膜炎。

【風池GB20】（足少陽膽經）

取穴：俯頭，與風府穴相平，腦空穴直下凹陷處。

主治：後頭痛、暈眩、失眠、神志失常、中風、高血壓、眼睛疾病、落枕、項強痛、感冒、鼻塞。

陰蹻脈

主要功能

陰蹻者，以其所行陰經，為足少陰腎經的別脈。負責維繫全身左右兩側的陰脈。

主治

身體外側肌肉鬆弛、嗜睡、喉嚨痛、小便淋瀝、膀胱氣痛、腸鳴、吐瀉、反胃等。

循行路線

起於足舟骨後方然谷穴，上行內踝上部的照海穴，直上沿著大腿內側的後緣，歷交信穴，到前陰部，再上行沿著胸部，進入缺盆部，上行沿著顴骨部，到達眼睛內眥的睛明穴，與陽蹻脈相會合。

陰蹻脈
起於足少陽腎經的然谷穴，終於足太陽膀胱經的睛明穴，左右各有 4 個穴位。

交會穴道　左右各4個穴位

【照海KI6】（足少陰腎經）

取穴：正坐垂膝，在足內踝下4分凹陷的地方。

主治：失眠、月經不調、陰部搔癢、頻尿、便祕、咽喉乾痛、氣喘。

【交信KI8】（足少陰腎經）

取穴：太溪穴上2寸，復溜穴與脛骨內側緣之間取之。

主治：月經不調、經痛、腹瀉、便祕、睪丸腫痛。

【晴明BL1】（足太陽膀胱經）

取穴：正坐，眼睛內眶角上方0.1寸凹陷的地方。

主治：近視、色盲、目眩、迎風流淚、結膜炎、角膜炎。

【然谷KI2】（足少陰腎經）

取穴：正坐垂膝，在足內踝前下方，足舟狀骨粗隆前下緣凹陷中，公孫穴後1寸處。

主治：月經不調、陰道搔癢、遺精、喉嚨痛、咳血、糖尿病、足背腫痛、小兒臍風。

陽維脈

主要功能

陽維脈起於諸陽之會,指陽維所交會的頭肩部各穴,與足太陽膀胱經相合,取穴在腿肚下際,距離地面一尺許的部位,為聯絡、維繫所有的陽脈。

主治

心痛、腰痛、胸肋痛、四肢軟弱無力、發燒不退。

循行路線

起於足跟部,向下出於太陽膀胱經外踝下之金門穴,沿著足少陽膽經上行,歷陽交、風市等穴,經過髖關節部,循著胸肋後側,從腋後上肩到前額,過臑俞、天髎、本神穴,再到頸部後,上頭後至腦後的腦空、啞門等穴,維絡諸陽和督脈會合。

陽維脈
起於足太陽膀胱經的金門穴,終於督脈的啞門穴,左右各有14個穴位。

交會穴道 左右各14個穴位

【金門BL63】（足太陽膀胱經）

取穴：正坐，外踝前緣直下，申脈前下方，當骰骨外側凹陷中。

主治：小兒驚風、外踝痛、腰痛、下肢痺痛、癲狂。

【陽交GB35】（足少陽膽經）

取穴：外踝尖上7寸，腓骨後緣凹陷處。

主治：面腫、胸肋脹滿、下肢麻痺、小腿外側痛。

【臑俞SI10】（手太陽小腸經）

取穴：正坐垂臂，肩貞直上，肩胛岡下緣凹陷處。

主治：肩腫、肩臂痠痛無力。

【肩井GB21】（足少陽膽經）

取穴：正坐，中指、無名指按肩上陷中處，當中指所按下陷的地方。

主治：肩背痛、手臂不舉、頸部僵痛、乳腺炎、中風、難產等。

【天髎TE15】（手少陽三焦經）

取穴：正坐，肩峰突起和大椎穴的連線中點處，即當肩胛骨的上角處。

主治：肩背痛、肩肘痛、頸部僵痛等。

【本神GB13】（足少陽膽經）

取穴：正坐，前額入髮際0.5寸，神庭穴旁開3寸處。

主治：頭痛、失眠、目眩、癇症。

【陽白GB14】（足少陽膽經）

取穴：正坐，在前額，眉毛中點上緣上1寸凹陷中。

主治：前額痛、目眩、眼睛痛、眉棱骨痛、面癱。

【頭臨泣GB15】（足少陽膽經）

取穴：正坐，陽白穴直上，入髮際0.5寸，神庭和頭維穴連線中點處。

主治：頭痛、目眩、眼眶外緣的瞳子痛、鼻塞、迎風流淚。

【目窗GB16】（足少陽膽經）

取穴：正坐，頭臨泣穴上1.5寸處。

主治：頭痛、目眩、眼睛赤痛、鼻塞。

【正營GB17】（足少陽膽經）

取穴：正坐，目窗穴上1.5寸處。

主治：偏頭痛、暈眩。

【腦空GB19】（足少陽膽經）

取穴：正坐，風池穴直上1.5寸，枕骨粗隆外側處。

主治：頭痛、頸部痛、暈眩、眼睛痛、耳鳴、癇症。

【風池G20】（足少陽膽經）

取穴：與風府穴相平，胸鎖乳突肌與斜方肌上端之間的凹陷處。

主治：後頭痛、暈眩、失眠、神志失常、中風、高血壓、眼睛疾病、落枕、項強痛、感冒、鼻塞。

【風府GV16】（督脈）

取穴：正坐低頭，從後髮際正中直上1寸，第一頸椎上緣處。

主治：頭痛、目眩、咽喉腫痛、流鼻血、失語、頸部僵痛、半身不遂、癲狂。

【啞門GV15】（督脈）

取穴：正坐低頭，從後髮際正中直上0.5寸，在第一、二頸椎之間凹陷處。

主治：癲狂、癇症、聾啞、中風、流鼻血、後頭痛、脖子僵硬。

備註：陽維脈主要的穴位是以上等14個穴，然而後人會依其經絡循行陸續斟酌加入其他穴位，因此會有不同的版本。

陰維脈

主要功能

維脈的「維」字，含有維繫、維絡的意思，負責聯絡維繫所有的陰脈。陽維脈主表證；陰維脈主裡證，交會於任脈的天突、廉泉。陰維起於諸陰之交，其脈發於足少陰築賓穴。當陰陽維脈互相維繫時，對氣血盛衰有調節的作用。

主治

目眩、胸痛、心神不寧、精神疲乏、胃痛、胸肋痛。

循行路線

起於小腿內側的築賓穴，沿著大腿內側上行到腹部，歷府舍、腹哀等穴，與足太陰脾經期門穴相會合，再沿著胸部，與任脈天突、廉泉穴交會於頸部。

陰維脈
起於足少陰腎經的築賓穴，終於任脈的廉泉穴，左右各有 7 個穴位。

交會穴道　左右各7個穴位

【築賓KI9】（足少陰腎經）
取穴：正坐垂膝，太溪穴上直上5寸處。
主治：癲狂、膀胱炎、足脛痛、疝氣。

【府舍SP13】（足太陰脾經）
取穴：仰臥，衝門穴上0.7寸，距離任脈4
　　　寸的位置。
主治：疝氣、腹痛、腹瀉、便祕。

【大橫SP15】（足太陰脾經）
取穴：仰臥，臍中旁開4寸處。
主治：便祕、腹脹、腹痛、痢疾。

【腹哀SP16】（足太陰脾經）
取穴：仰臥，大橫穴直上3寸處。
主治：消化不良、便祕、痢疾。

【期門LR14】（足厥陰肝經）
取穴：仰臥，乳頭直下，第六、七肋間。
主治：胸肋痛、腹脹、打嗝、吐酸、食慾
　　　不振。

【天突CV22】（任脈）
取穴：坐位，胸骨上窩正中凹陷處。
主治：咳嗽、咽喉腫痛、喉部有異物感、
　　　失語、打嗝。

【廉泉CV23】（任脈）
取穴：正坐仰頭，在喉結上方，舌骨上緣
　　　凹陷處。
主治：失語、舌下腫痛、中風說話不清、
　　　吞嚥困難。

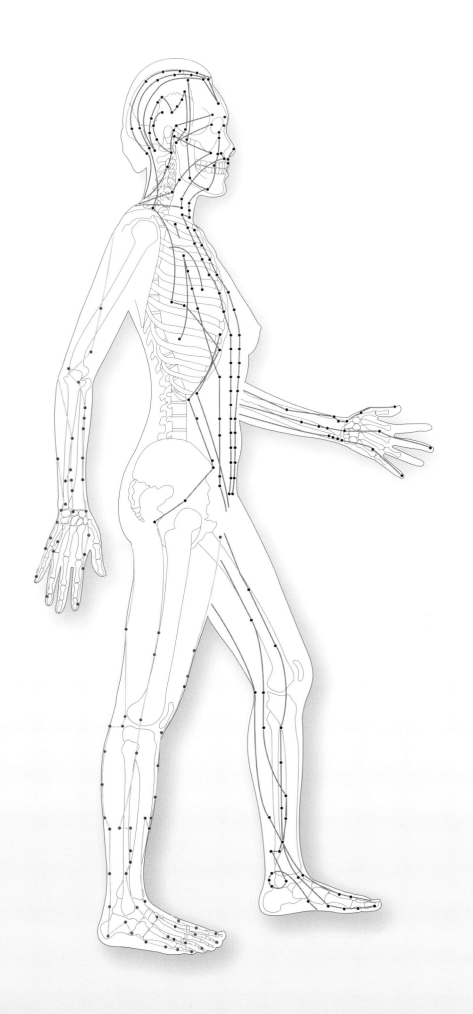

Chapter 3 附錄

Appendix

除了十四經脈所屬的經穴外，分布在全身各部位的經穴中，還有許多會在身體生理器官發生病變時，產生敏銳的觸感，甚至是疼痛的感覺，所以，只要找到這些經穴，據此發掘它經脈循行的位置，往往就可以找到病源，然後對症加以診治。

微針系統（反射系統）

頭針療法

大腦是主導人體活動的重要部位，其皮質也是各項生理活動的集中中樞，而所有分布在頭部的經脈就有手陽明大腸經、足陽明胃經、手太陽小腸經、足太陽膀胱經、手少陽三焦經、足少陽膽經，還有任、督兩脈等八條經脈，可說是諸陽之會，分布的穴道多達六十幾處，占全部經穴的六分之一，此外奇穴和新穴更難以計數，由此可知頭部的重要性。

因此，近年來在耳針穴位發達、廣為人熟知的時候，頭部經穴，因為治療作用部位明顯，也成為許多人在防治全身性疾病時的依賴方式之一。

取穴與療效

因為頭部的重要性，以及相對應和身體各部位生理器官的運作都有著十分密切的關係，所以，在二十世紀後期，就發展出所謂的「頭針療法」，其中，以一九六五年大陸山西省焦順發所發明的取穴系統，最為人所熟知。

這是目前最常使用的頭穴治療區，主要由兩條標準定位線來區隔。前後正中線：是由兩眉間中點到枕外粗隆尖端下緣經過頭頂的連線；眉枕線：則是從眉中點上緣與枕外粗隆尖端的頭側面連線。

頭針療法主要治療腦部方面所引起的疾病，例如：癱瘓、麻痺、失語等；此外對暈眩、腰腿疼痛、夜尿等也有所助益。

頭部功能表

部位		定位		主治
運動區	下肢、軀幹運動區	運動區上點在正中線中點後0.5公分處，下點在眉枕線與鬢角線前緣的相交處，上下兩點的連線即是運動區	上五分之一	對側下肢、軀幹癱瘓
	上肢運動區		中五分之二	對側上肢癱瘓
	面部運動區		下五分之二	面癱、失語、說話不清、流口水
感覺區	下肢、頭、軀幹感覺區	在運動區向後移動1.5公分處	上五分之一	對側腰腿痛、麻木、後頭痛、頸部疼痛、頭暈、耳鳴
	上肢感覺區		中五分之二	對側上肢疼痛、麻木、感覺異常
	面部感覺區		下五分之二	對側面部麻木、偏頭痛、顳顎關節炎
舞蹈震顫控制區		在運動區向前移1.5公分處的平行線		舞蹈病、震顫麻痺
暈聽區		從耳尖直上1.5公分處，向前向後各引2公分的平行線		暈眩、耳鳴、耳聾
言語二區		從頂骨結節後下2公分處為起點，平行於前後正中線，向下引三公分長的直線		命名性失語
言語三區		暈聽區中點向後引4公分的水平線		感覺性失語
運用區		從頂骨結節起分別引一垂直線和與該線夾角為40度的前後兩線，長度均為3公分。		失用症
足運感區		在前後正中線的中點左右旁開各1公分，向後引3公分長的平行線。		對側下肢癱瘓、麻木、疼痛、頻尿、尿失禁、子宮下垂
視區		在枕外粗隆水平線上，旁開前後正中線1公分，並向上引4公分長的平行直線		皮層性視力障礙、白內障、眼睛疾病
平衡區		在枕外粗隆水平線上，旁開前後正中線平行3.5公分，並向下引4公分長的平行直線		小腦疾病引起的平衡障礙、腦功能失調引起的肢體障礙和麻痺
胃區		從瞳孔直上的髮際處為起點，向上取平行於前後正中線2公分長的直線		胃炎、胃痛、腹痛、腹脹
胸腔區		在胃區與前後正中線之間的髮際上下各引2公分長的直線		支氣管哮喘、胸部不適
生殖區		從額角處向上，引平行於前後正中線的2公分長的直線		骨盆腔發炎、子宮出血、子宮脫垂

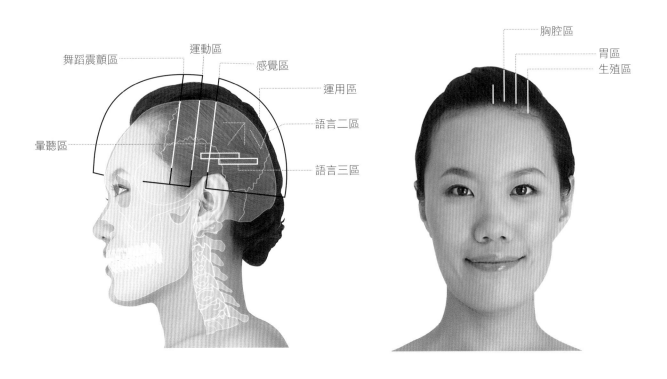

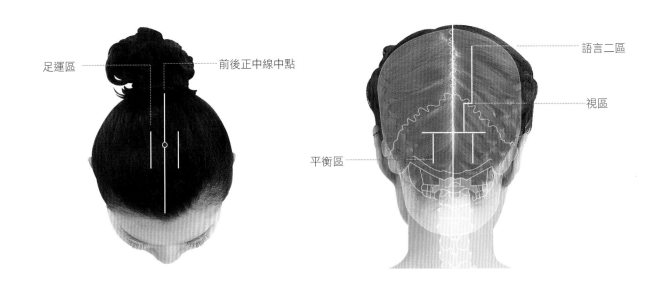

● 頭針療法刺激分區圖。

耳針療法

人體器官或是身體發生病變時，往往會在耳廓某個相對應的區域產生皮膚變色、變形、丘疹、脫屑、壓痛等反應，這些出現異變的區域，便稱爲反應點，也統稱爲耳穴。

因爲這些反應點，早在兩千多年前的醫典《陰陽十一脈炙經》上，即有關於透過對耳廓的刺激來防止疾病的記載；尤其是發現耳廓就像一個在子宮內倒置的胎兒，包括了全身上下的生理器官，因此，到了唐代，更出現所謂的耳針療法，廣泛爲人所使用。

耳廓和身體對應功能表

耳廓部位	身體部位	主治
耳垂	面部、內耳、扁桃腺、上下頜	牙痛、下頜關節痛、眼睛疾病、三叉神經痛、耳鳴、中耳炎
對耳屏	頭部、睪丸、平喘	漏尿、哮喘、咳嗽、失眠、多夢、生殖系統疾病、皮膚病、昏厥、頭痛
耳輪足	膈肌	打嗝、黃疸
耳輪足周圍	消化器官	噁心、嘔吐、吞嚥困難、胃痛、打嗝、消化不良、膽道疾病、十二指腸潰瘍、消化系統疾病、心悸、腹瀉、便祕
對耳輪	頸部、胸部、脊椎、腹部	腹腔疾病、消化系統疾病、婦科疾病、胸肋痛、頸部扭傷、落枕、脊椎相應部位疾病
對耳輪上足	下肢	下肢相應部位疾病
對耳輪下足	臀部	臀部相應部位疾病
三角窩	生殖器官	月經不調、經痛、白帶問題、骨盆腔發炎、腰痛、陽萎、遺精
耳舟	上肢	上肢相應部位疾病
耳屏	內鼻部、咽喉部、腎上腺	鼻炎、咽喉腫痛、感冒、高血壓、昏厥、氣喘、咳嗽
屏間切跡	內分泌、卵巢	生殖系統疾病、婦科疾病
耳甲艇	膀胱、腎、胰、肝、脾	膀胱炎、漏尿、泌尿及生殖系統疾病、婦科疾病、腰痛、糖尿病、膽道疾病、肝炎、消化系統疾病
耳甲腔	口、胸部	口眼歪斜、心血管系統疾病、呼吸系統疾病、皮膚病、咳嗽
耳殼背面	胸部、背部、腹部	高血壓、皮膚病、坐骨神經痛、背痛、胃痛、腹瀉、氣喘、鼻塞

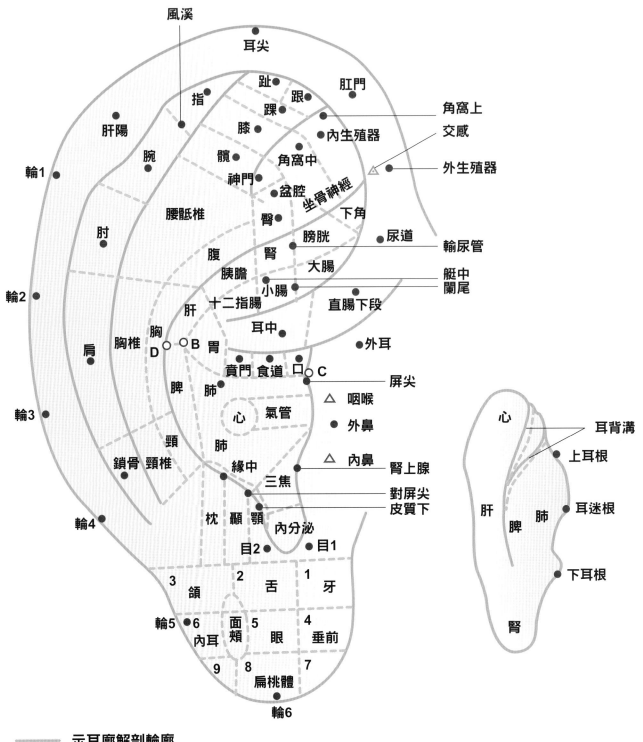

風溪
耳尖
趾
跟
肛門
指
踝
角窩上
肝陽
膝
內生殖器
交感
腕
髖
角窩中
外生殖器
輪1
神門
盆腔
坐骨神經
腰骶椎
臀
下角
肘
腹
腎
膀胱
尿道
輸尿管
胰膽
大腸
艇中
輪2
肝
小腸
闌尾
胸椎 胸
十二指腸
直腸下段
肩
D   B 胃
耳中
外耳
脾 肺
賁門 食道 口 C
屏尖
咽喉
心 氣管
外鼻
輪3
頸
肺
內鼻
腎上腺
鎖骨 頸椎
緣中
三焦
對屏尖
皮質下
枕 顳 顎
輪4
目2
內分泌
目1
3   2   舌   1
頜   牙
輪5 6   面   5   4
內耳   頰   眼   垂前
9   8   7
扁桃體
輪6

心

耳背溝
肝
脾 肺
上耳根

耳迷根

下耳根

腎

━━━ 示耳廓解剖輪廓

━━━ 示所指示的穴位   ● 示表面穴位   △ 示被遮蓋穴位

- - - 示表面穴區   △ 示所指示的穴位   ○ 示耳甲部各穴分區輔助點

耳穴部位 計90個穴位

【耳輪足】
【耳中】
定位：耳輪足中點的下緣處。
主治：打嗝、蕁麻疹、遺尿、皮膚搔癢。
【直腸下段】
定位：耳輪起點，近屏上切跡處。
主治：便祕、痔瘡、脫肛、腹瀉。
【尿道】
定位：與對耳輪下足下緣相平的耳輪處。
主治：頻尿、遺尿、尿急、小便困難。

【耳輪部】
【外生殖器】
定位：與對耳輪下足上緣相平的耳朵處。
主治：睪丸炎、龜頭炎、陽萎、早洩、遺精、外陰搔癢
【肛門】
定位：耳尖穴與上耳根之間。
主治：痔瘡、肛裂。
【耳尖】
定位：在耳輪頂端，與對耳輪上足後緣相對的耳輪處。
主治：發燒、高血壓、失眠、頭痛、牙痛、眼結膜炎
【肝陽】
定位：耳輪結節處。
主治：頭暈、頭痛、高血壓。

【輪1～輪6】
定位：在耳輪上，從耳輪結節下緣到耳垂下緣中點劃為五等分，共6個點，由上到下，依次為輪1到輪6。
主治：發燒、上呼吸道感染、扁桃腺炎、高血壓。

【耳舟部】
【指】
定位：耳舟的頂端。
主治：手指麻木及疼痛、甲溝炎。
【風溪】
定位：指腕兩穴之間。
主治：蕁麻疹、皮膚搔癢、過敏性鼻炎。
【腕】
定位：肘、指兩穴的中點。
主治：胃神經痛、過敏性疾患、腕部疼痛。
【肘】
定位：腕、肩兩穴的中點。
主治：肘部疼痛、肘關節炎、肱骨外上踝炎等。
【肩】
定位：肘、鎖骨兩穴的中點。
主治：肩部腫痛、肩關節炎。
【鎖骨】
定位：與輪屏切跡同水平的耳舟部。
主治：肩關節炎、肩背疼痛、頸部疼痛。

【對耳輪上足部】
【趾】
定位：對耳朵上足的外上角。
主治：趾痛，趾部關節扭傷、障礙。
【跟】
定位：對耳朵上足的內上角。
主治：足跟痛。
【踝】
定位：跟、膝兩穴的中點。
主治：踝關節炎、踝關節腫痛、扭挫傷。
【膝】
定位：對耳朵上足的中點。
主治：膝關節炎、膝關節腫痛、膝關節扭挫傷。

【髖】
定位：對耳朵上足的下三分之一。
主治：坐骨神經痛、腰部疼痛、髖關節疼痛等。

【對耳輪下足部】

【臀】
定位：對耳輪下足的外三分之一。
主治：坐骨神經痛、臀部疼痛。

【坐骨神經】
定位：對耳輪下足的內三分之二。
主治：坐骨神經痛、下肢癱瘓、神經性皮炎等。

【交感】
定位：對耳輪下足的末端。
主治：心絞痛、膽絞痛、輸尿管結石、胃腸痙攣、神經功能紊亂。

【對耳輪部】

【頸椎】
定位：在對耳輪體部，把輪屏切跡到對耳輪上下足分叉處分為五等分，頸椎在下五分之一處。
主治：落枕、頸椎綜合症、頸椎扭挫傷、頸部疼痛。

【胸椎】
定位：在對耳輪體部，把輪屏切跡到對耳輪上下足分叉處分為五等分，胸椎在中五分之二處。
主治：胸痛、乳腺炎、乳痛、乳汁少。

【腰骶椎】
定位：在對耳輪體部，把輪屏切跡到對耳輪上下足分叉處分為五等分，腰椎在上五分之二處。
主治：腰痛、骨質增生。

【頸】
定位：頸椎的耳腔緣。
主治：落枕、斜頸、頸動脈狹窄、甲狀腺機能紊亂。

【胸】
定位：胸椎的耳腔緣。
主治：胸悶、胸痛、乳腺炎、胸膜炎。

【腹】
定位：腰骶椎的耳腔緣。
主治：腹痛、腹脹、腹瀉、經痛、月經不調、產後子宮疼痛。

【三角窩】

【神門】
定位：在三角窩內，對耳輪上、下足分叉處稍上方。
主治：鎮靜、頭暈、失眠、安神、神經衰弱、止痛、清熱、乾咳。

【盆腔】
定位：在三角窩內，對耳輪上、下足分叉處稍下方。
主治：骨盆腔發炎、月經不調、經痛、腹脹、腰痛。

【角窩中】
定位：在三角窩中三分之一處。
主治：哮喘、肝炎。

【內生殖器】
定位：三角窩前三分之一處。
主治：月經不調、經痛、不孕症、白帶過多、骨盆腔炎、遺精、陽萎、早洩、睪丸炎。

【角窩上】
定位：三角窩前上方。
主治：高血壓、頭痛、頭暈。

【耳屏部】

【外耳】
定位：在屏上切跡前方，近耳輪部。
主治：外耳道炎、耳鳴、中耳炎、暈眩。

【外鼻】
定位：在耳屏外側面正中稍前處。
主治：鼻炎、鼻前庭炎。

【屏尖】
定位：在耳屏上部隆起的尖端處。
主治：發燒、牙痛、斜視、糖尿病

【腎上腺】
定位：在耳屏下部隆起的尖端處。
主治：低血壓、風濕性關節炎、類風濕關
節炎、昏厥、咳嗽、哮喘、高燒、
中暑、蕁麻疹、各種疼痛。

【咽喉】
定位：耳屏內側面上二分之一處。
主治：聲音嘶啞、咽喉炎、扁桃腺炎、支
氣管炎。

【內鼻】
定位：耳屏內側面下二分之一處。
主治：鼻炎、流鼻血、鼻竇炎、感冒。

【對耳屏部】

【對屏尖】
定位：在對耳屏的尖端。
主治：哮喘、腮腺炎、睪丸炎、皮膚搔癢
等症。

【緣中】
定位：在對屏尖與輪屏切跡連線的中點。
主治：遺尿、內耳暈眩症。

【枕】
定位：在對耳屏外側面後上方。
主治：頭暈、頭痛、失眠、神經衰弱、哮
喘、癲癇。

【顳】
定位：在對耳屏外側面中部。
主治：頭暈、頭痛、偏頭痛。

【顎】
定位：在對耳屏外側面的前下方。
主治：頭痛、頭昏、暈眩、失眠、多夢。

【皮質下】
定位：在對耳屏內側面。
主治：各種疼痛、神經衰弱、失眠、多夢、
暈眩、近視、耳鳴、內臟下垂。

【耳甲腔部】

【心】
定位：耳甲腔正中央。
主治：心律不整、心絞痛、心悸、神經衰
弱、失眠、多夢、多汗。

【肺】
定位：耳甲腔中央周圍，在心穴周圍。
主治：咳嗽、咽炎、聲音嘶啞、氣喘、胸
悶、感冒、鼻炎、痤瘡、皮膚搔癢、
蕁麻疹、扁平疣、便祕、肺結核、
肺氣腫。

【氣管】
定位：耳甲腔內，外耳道口與心穴間。
主治：感冒、咽喉炎、咳嗽、哮喘、多痰。

【脾】
定位：耳甲腔後上方。
主治：食慾不振、腹脹、腹瀉、便祕、功
能性子宮出血、白帶過多、子宮脫
垂、內耳暈眩症、貧血、脫肛、內
臟下垂。

【內分泌】
定位：在耳甲腔底部，屏間切跡內。
主治：月經不調、更年期綜合症、不孕
症、陽萎、遺精、泌尿系統感染、
蕁麻疹、痤瘡、皮膚病、肥胖症。

【三焦】

定位：內分泌上方部。

主治：便祕、腹脹、小便困難、偏頭痛、耳鳴、上肢外側疼痛。

【口】

定位：耳輪足下方前三分之一處。

主治：面癱、口腔炎、膽囊炎、膽石症、肥胖症、牙周病、失眠。

【食道】

定位：耳輪足下方中三分之一處。

主治：食道炎、食道痙攣、吞嚥困難、胸悶等。

【賁門】

定位：耳輪足下方後三分之一處。

主治：噁心、賁門痙攣、嘔吐、肥胖症、胃痛、胸悶。

【耳甲中部】

【胃】

定位：耳輪足消失處。

主治：胃潰瘍、胃炎、消化不良、失眠、牙痛、頭痛、各種內臟下垂。

【耳甲艇部】

【十二指腸】

定位：在耳輪足上方後部。

主治：腹脹、腹瀉、十二指腸潰瘍、幽門痙攣、消化不良、膽囊炎。

【小腸】

定位：在耳輪足上方中部。

主治：消化不良、腹痛、心悸、乳汁少、頸部腫痛。

【大腸】

定位：在耳輪足上方前部。

主治：腸炎、腹瀉、便祕、氣喘、胸悶、痤瘡。

【闌尾】

定位：在大、小腸兩穴中間。

主治：闌尾炎、腹瀉。

【肝】

定位：耳甲艇的後下部。

主治：眼睛疾病、暈眩、高血壓、月經不調、經痛、消化不良、膽石症、肝炎。

【胰膽】

定位：肝、腎兩穴之間。

主治：膽囊炎、膽石症、急性胰腺炎、偏頭痛、耳鳴、糖尿病、消化不良、頸部強硬。

【腎】

定位：對耳輪上下足分叉處的下方。

主治：耳鳴、耳聾、神經衰弱、頭痛、失眠、多夢、陽萎、遺精、腎炎、腰痛、月經不調。

【輸尿管】

定位：腎與膀胱兩穴之間。

主治：輸尿管結石絞痛、遺尿。

【膀胱】

定位：腎與下角兩穴之間。

主治：腰痛、膀胱炎、遺尿、坐骨神經痛、後頭痛。

【下角】

定位：在耳甲艇前上角。

主治：尿道炎、尿道感染、前列腺炎、陽萎、遺精、早洩。

【艇中】

定位：在耳甲艇中央。

主治：腹痛、腹脹、腮腺炎、腹膜炎。

【耳垂部】

【目1】

定位：屏間切跡前下方。

主治：假性近視、色盲、青光眼。

【目2】

定位：屏間切跡後下方。

主治：近視、散光。

【牙】

定位：耳垂劃分九個區。一區爲牙。

主治：牙痛、牙周病、低血壓。

【舌】

定位：二區爲舌。

主治：舌炎、口腔炎、舌裂。

【頜】

定位：三區爲頜。

主治：牙痛、顳頜關節功能紊亂、口腔潰爛、頜下淋巴結腫大。

【垂前】

定位：四區爲垂前。

主治：神經衰弱、牙痛。

【眼】

定位：五區爲眼。

主治：結膜炎、麥粒腫、假性近視、角膜炎、耳鳴。

【內耳】

定位：六區爲內耳。

主治：耳鳴、耳聾、內耳性暈眩、中耳炎等。

【面頰】

定位：五、六區交界線的周圍。

主治：面癱、三叉神經痛、痤瘡、扁平疣、扁桃腺炎、咽炎、面部色素沉積等著。

【扁桃體】

定位：八區爲扁桃體。

主治：扁桃腺炎、咽喉炎。

【耳背部】

【上耳根】

定位：耳根最上緣。

主治：脊髓炎、各種癱瘓、流鼻血。

【耳迷根】

定位：在耳背與耳突交界的根部、耳輪角的對應處。

主治：頭痛、頭暈、失眠、心悸、腹痛、腹瀉、膽結石、胃痛、高血壓、落枕、鼻塞。

【下耳根】

定位：在耳根最下緣處。

主治：低血壓、小兒麻痺後遺症、坐骨神經痛等。

【耳背溝】

定位：在對耳輪上、下足與對耳輪主幹在耳背形成的「Ｙ」字形的凹溝處。

主治：高血壓、皮膚搔癢。

【耳背部心】

定位：耳輪背側上部。

主治：心悸、失眠、頭痛、多夢、神經衰弱、頭暈。

【耳背部脾】

定位：耳輪足消失處的耳背部。

主治：胃痛、消化不良、食慾不振。

【耳背部肝】

定位：耳背脾的耳輪側。

主治：膽囊炎、膽結石、偏頭痛、胸痛。

【耳背部肺】

定位：耳背脾的耳根側。

主治：咳喘、皮膚搔癢。

【耳背部腎】

定位：耳背的下部。

主治：腰痛、頭痛、頭暈、失眠、神經衰弱、耳鳴、消化不良。

手部反射區

從手指到手腕，除了分布的手太陰肺經、手陽明大腸經、手厥陰心包經、手少陰心經、手陽明大腸經、手少陽三焦經、手太陽小腸經等，和眾多經穴外，每個部位都像人體的活動器官一樣，呈現著相對應的反射區，拇指和頭部有關係，小指則忠誠地反射出生殖器官的狀況，至於手掌的部位只要呈現出疼痛，或異常狀況，身體也會在相對應的區域如時反應。

足部反射區

人的雙足約分布有七十個經穴，這些經穴分別對應著身體所有的器官和部位。兩足的大拇趾相當於頭部，朝著足跟的方向依序是對應的支氣管、肺、胃和腸等器官的穴道。所以說，只要適當地對按摩雙足、刺激穴道，對於疾病的防治，還有保健身體都有很大的功效。

● 手掌部反射區對應圖。

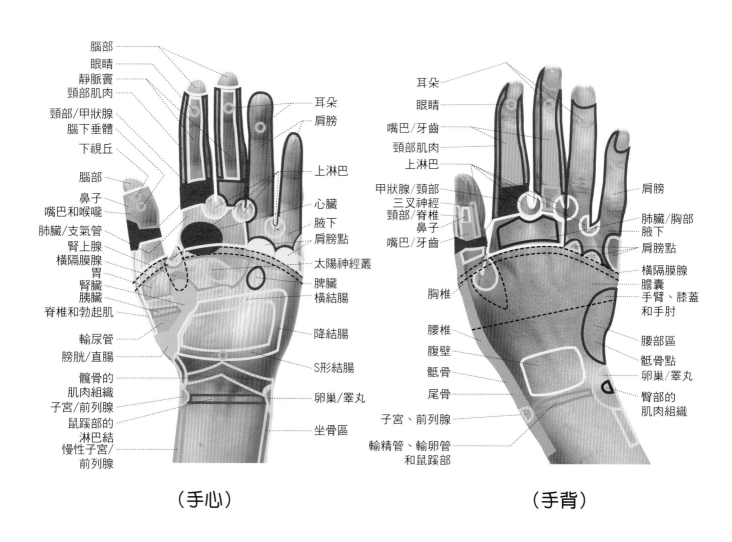

腦部
眼睛
靜脈竇
頸部肌肉
頸部/甲狀腺
腦下垂體
下視丘
腦部
鼻子
嘴巴和喉嚨
肺臟/支氣管
腎上腺
橫隔膜腺
胃
腎臟
胰臟
脊椎和勃起肌
輸尿管
膀胱/直腸
髖骨的肌肉組織
子宮/前列腺
鼠蹊部的淋巴結
慢性子宮/前列腺

耳朵
肩膀
上淋巴
心臟
腋下
肩膀點
太陽神經叢
脾臟
橫結腸
降結腸
S形結腸
卵巢/睾丸
坐骨區

（手心）

耳朵
眼睛
嘴巴/牙齒
頸部肌肉
上淋巴
甲狀腺/頸部
三叉神經
頸部/脊椎
鼻子
嘴巴/牙齒
胸椎
腰椎
腹壁
骶骨
尾骨
子宮、前列腺
輸精管、輸卵管和鼠蹊部

肩膀
肺臟/胸部
腋下
肩膀點
橫隔膜腺
膽囊
手臂、膝蓋和手肘
腰部區
骶骨點
卵巢/睾丸
臀部的肌肉組織

（手背）

● 腳部反射對應圖。

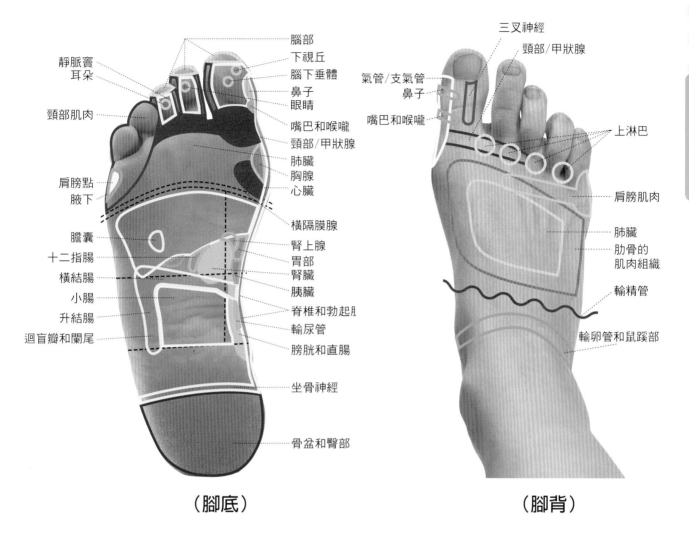

腦部
下視丘
腦下垂體
鼻子
眼睛
嘴巴和喉嚨
頸部／甲狀腺
肺臟
胸腺
心臟
橫隔膜腺
腎上腺
胃部
腎臟
胰臟
脊椎和勃起肌
輸尿管
膀胱和直腸
坐骨神經
骨盆和臀部

靜脈竇
耳朵
頸部肌肉
肩膀點
腋下
膽囊
十二指腸
橫結腸
小腸
升結腸
迴盲瓣和闌尾

（腳底）

三叉神經
頸部／甲狀腺
氣管／支氣管
鼻子
嘴巴和喉嚨
上淋巴
肩膀肌肉
肺臟
肋骨的肌肉組織
輸精管
輸卵管和鼠蹊部

（腳背）

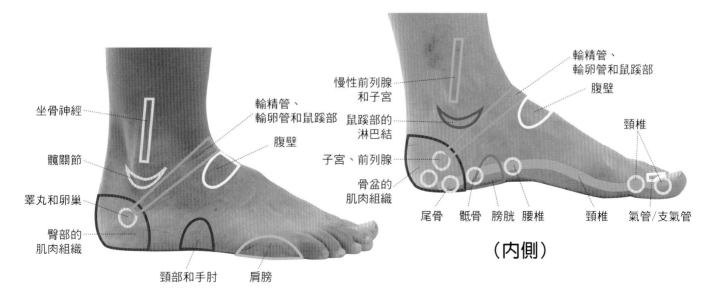

坐骨神經
髖關節
睪丸和卵巢
臀部的肌肉組織
頸部和手肘
肩膀
輸精管、輸卵管和鼠蹊部
腹壁

（外側）

慢性前列腺和子宮
鼠蹊部的淋巴結
子宮、前列腺
骨盆的肌肉組織
尾骨
骶骨
膀胱
腰椎
頸椎
輸精管、輸卵管和鼠蹊部
腹壁
頸椎
氣管／支氣管

（內側）

經外奇穴

十四經上的穴，叫做經穴，而未入十四經之內的，就被統稱爲「經外奇穴」。但其附著的部位都是精絡以內，仍與經絡有著密切的關係。

頭頸部

行經的經脈包括：督脈、任脈、足太陽膀胱經、足少陽膽經、足陽明胃經、手太陽小腸經、手少陽三焦經、手陽明大腸經等。

頭頸部　計有47個穴位

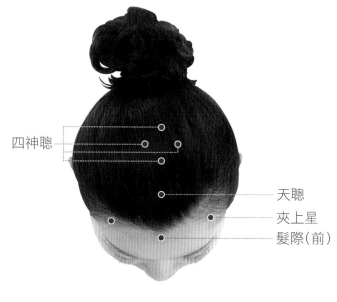

四神聰

天聰
夾上星
髮際(前)

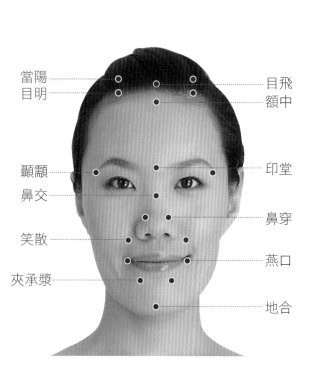

當陽
目明

顴髎
鼻交

笑散

夾承漿

目飛
額中

印堂

鼻穿

燕口

地合

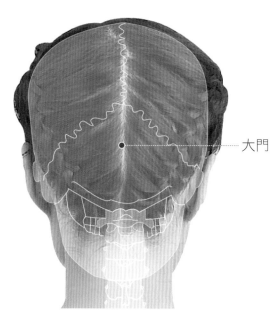

大門

【四神聰】

取穴：正坐頭微低，先找到百會穴，在百會穴的前後左右各旁開1寸，共4個穴位。

主治：頭痛、暈眩、失眠、健忘、中風、癇症。

【天聰】

取穴：正坐頭微低，以繩從鼻端直上量至髮際，取一半距離，再從髮際往上量至繩盡頭處。

主治：偏頭痛、傷寒。

【夾上星】

取穴：正坐頭微低，在上星穴左右各3寸的地方。

主治：鼻內息肉。

【髮際（前）】

取穴：正坐，額頭正中，前髮際的中點。

主治：頭痛、暈眩、癇症。

【大門】

取穴：俯臥，腦後尖骨上1寸處。

主治：半身不遂。

【當陽】

取穴：正坐，正視時，瞳孔直上入髮際1寸處。

主治：頭痛、暈眩、眼睛赤痛腫脹、感冒鼻塞等。

【目飛】

取穴：正坐，眉心直上入髮際約1寸處。

主治：流鼻血、額頭痛、心悸、不自覺流淚等。

【目明】

取穴：正坐，正視時，瞳孔直上入髮際的地方。

主治：頭痛、眼睛赤痛、看東西不清楚。

【額中】

取穴：正坐，取眼內眶與外眶的距離，以此距離從印堂往上量的終點處。

主治：暈眩、嘔吐、顏面神經失調、口眼歪斜。

【印堂】

取穴：正坐，兩眉頭連線的中點處，對準鼻尖的位置取穴。

主治：前頭痛、頭重、頭暈、失眠、鼻炎、流鼻血。

【顳顬】

取穴：正坐，在眉梢與外眼角中間。

主治：頭痛、口眼歪斜、所有眼睛疾病

【鼻交】

取穴：正坐，鼻骨最高、微上凹陷處。

主治：中風昏睡、暈眩、健忘。

【鼻穿】

取穴：正坐，在鼻梁中央兩側與面部相接的地方。

主治：鼻內息肉、鼻塞、頭面疔瘡。

【笑散】

取穴：正坐，在迎香穴外，笑紋中間。

主治：鼻塞、疔瘡。

【燕口】

取穴：正坐，在嘴角兩側，赤白肉際處。

主治：小兒驚風、胡言亂語、便祕、小便困難、顏面抽痛。

【夾承漿】

取穴：正坐，在承漿穴外約1寸凹陷處。

主治：三叉神經痛、口眼歪斜、面肌痙攣等症。

【地合】

取穴：正坐，在下頜骨正中央。

主治：頭面疔瘡、牙痛、面癱。

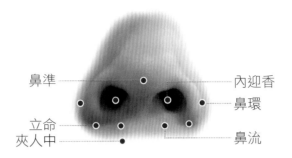

鼻準 —— 　　—— 內迎香
　　　　　 —— 鼻環
立命 ——
夾人中 —— 　　—— 鼻流

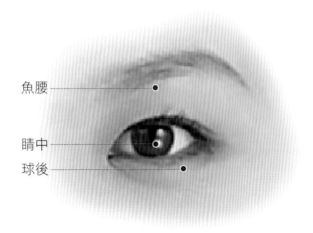

魚腰 ——

睛中 ——
球後 ——

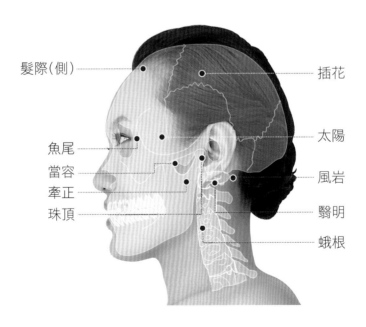

髮際(側) —— 　　　　—— 插花

　　　　　　　　　　　—— 太陽
魚尾 ——
當容 ——
牽正 ——　　　　　—— 風岩
珠頂 ——　　　　　—— 翳明
　　　　　　　　　—— 蛾根

【鼻準】

取穴：正坐，在鼻柱尖端處。

主治：酒糟鼻。

【内迎香】

取穴：正坐，在鼻孔内，與上迎香穴相對的鼻黏膜上的位置。

主治：眼睛發炎腫脹、鼻炎。

【鼻環】

取穴：正坐，在鼻翼半月形紋中間與面部相接處。

主治：酒糟鼻、疔瘡。

【鼻流】

取穴：正坐，口禾髎穴上方的鼻孔口下。

主治：流鼻涕、鼻塞不通。

【立命】

取穴：正坐，在鼻孔兩旁微下凹陷處。

主治：心慌、鼻塞不通、胡言亂語。

【夾人中】

取穴：正坐，在水溝穴旁，鼻流穴下方。

主治：昏迷、顏面神經麻痺

【魚腰】

取穴：正坐，在眉毛上緣的中點，和瞳孔直對處的位置。

主治：眼睛赤痛腫痛、眼睛看不清楚、眉棱骨痛、面癱。

【睛中】

取穴：正坐，瞳孔正中間。

主治：白內障。

【球後】

取穴：正坐，雙眼平視前方，在眼眶下緣的外四分之一折點處。

主治：視神經炎、視神經萎縮、近視。

【髮際（側）】

取穴：側坐，前髮際穴兩旁，眼睛外眶直上髮際處。

主治：頭暈目眩、偏頭痛、視力衰退。

【插花】

取穴：側坐，額角旁直上入髮際1.5寸的地方。

主治：偏頭痛、痤瘡。

【魚尾】

取穴：側坐，在眼睛外眶處。

主治：所有眼睛疾病、偏頭痛。

【太陽】

取穴：側坐，眉梢與外眼角連線之中點外約1寸凹陷處。

主治：偏頭痛、所有眼睛疾病。

【當容】

取穴：側坐，在眼外眶後，耳前與耳門相對處。

主治：眼睛赤痛、淚流不止。

【風岩】

取穴：側坐，耳垂與啞門穴水平線中點，微向前0.5寸處。

主治：癲狂。

【牽正】

取穴：側坐，在耳垂前方0.5寸，與耳垂中點相平處的位置。

主治：口眼歪斜、牙痛、口舌生瘡。

【珠頂】

取穴：側坐，在耳珠尖端處。

主治：牙齒痛、耳朵疾病。

【翳明】

取穴：側坐，在耳後下方，完骨之下，耳垂平行線的交點處。

主治：近視、遠視、夜盲症、白內障。

【蛾根】

取穴：側坐，耳垂下，下頜角後。

主治：扁桃腺炎。

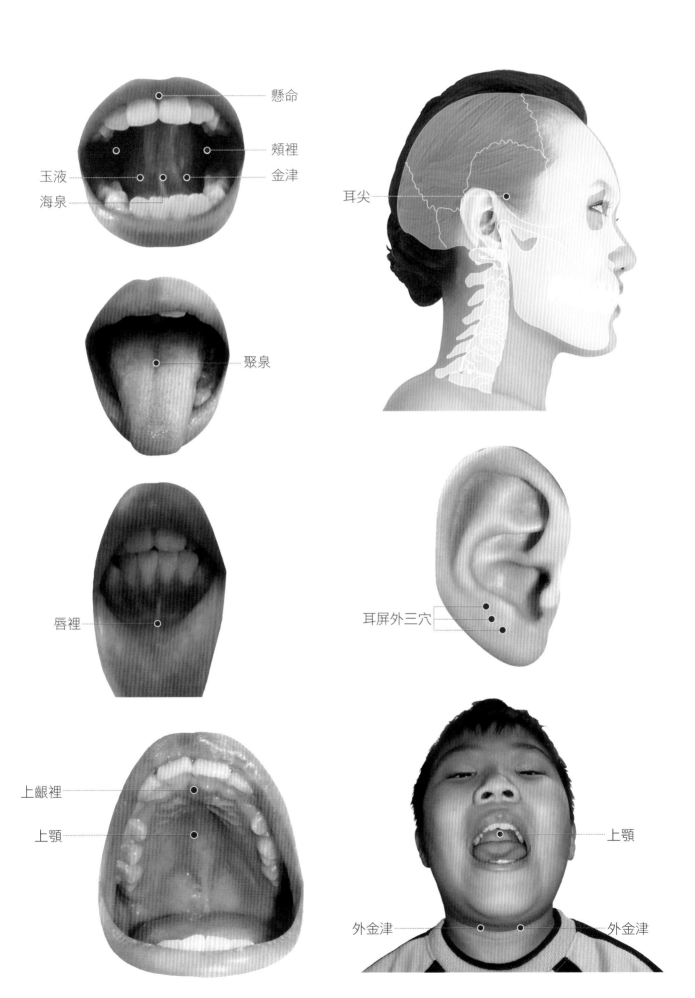

懸命

頰裡

玉液　　　　金津

海泉

聚泉

唇裡

上齗裡

上顎

耳尖

耳屏外三穴

上顎

外金津　　　　外金津

【耳尖】

取穴：側坐，折耳向前，在耳殼上方的尖
　　　端處。

主治：所有眼睛疾病、眼睛赤痛腫痛、發
　　　燒。

【耳屏外三穴】

取穴：側坐，一是對耳屏外上方凹陷處、
　　　二是對耳屏外方凹陷處、三是對耳
　　　屏外下方凹陷處。

主治：喉嚨麻痺、耳朵疾病。

【懸命】

取穴：正坐張口，在上嘴唇邊中央處。

主治：神智不清、胡言亂語。

【頰裡】

取穴：正坐張口，在口角向後約1寸的口
　　　腔內頰黏膜上。

主治：面癱、黃疸。

【金津(左)、玉液(右)】

取穴：正坐張口，舌頭捲向後方，在舌繫
　　　帶兩側的靜脈上，左為金津，右為
　　　玉液。

主治：中風失語、舌腫、嘔吐不止。

【海泉】

取穴：正坐張口，盡量張口伸舌，在舌下
　　　中央帶上。

主治：糖尿病、舌頭僵硬。

【聚泉】

取穴：正坐張口，盡量張口伸舌，在舌上
　　　面正央處。

主治：中風不語、舌頭僵硬。

【唇裡】

取穴：正坐張口，下唇黏膜上，外與承漿
　　　穴相對。

主治：黃疸、牙齦紅腫。

【上顎】

取穴：正坐張口，在上顎縫赤白脈處。

主治：黃疸。

【外金津、外玉液】

取穴：正坐，在廉泉上約1.5寸，旁開0.3
　　　寸處。

主治：舌頭麻痺、糖尿病、喉嚨麻痺。

【上齦裡】

取穴：正坐張口，在上牙齦裡，外與人中
　　　穴相對。

主治：黃疸。

胸腹部

行經的經脈，包括：有任脈、手少陰心經、手厥陰心包經、手太陰肺經、足少陽膽經、足陽明胃經、足少陰腎經、足厥陰肝經、足太陰脾經等。

胸腹部

計有60個穴位

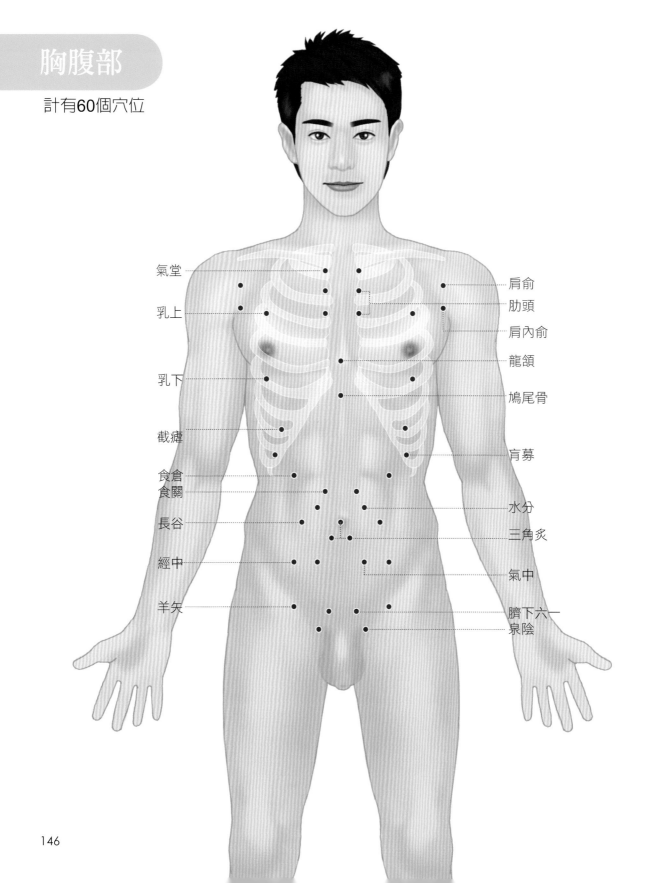

氣堂

乳上

乳下

截瘧

食倉
食關

長谷

經中

羊矢

肩俞
肋頭
肩內俞
龍頷
鳩尾骨
肓募
水分
三角灸
氣中
臍下六一
泉陰

【氣堂】

取穴：正坐，天突穴外側，鎖骨與胸骨關節部。

主治：咳嗽、喘息。

【肩俞】

取穴：正坐，肩髃和雲門穴連線中點。

主治：肩臂疼痛舉不起來。

【肋頭】

取穴：正坐，在第一、二及第二、三肋骨間，胸正中線兩側約1寸處，左右共四穴。

主治：喘息、咳嗽、打嗝。

【乳上】

取穴：正坐，以嘴寬為距離，從乳頭往上量終點處。

主治：胸肋疼痛、乳房疾病。

【肩內俞】

取穴：正坐，肩俞穴下1寸處。

主治：肩臂疼痛舉不起來。

【龍頜】

取穴：正坐，鳩尾穴上1.5寸處。

主治：心胸冷痛。

【乳下】

取穴：正坐，乳頭下1寸處。

主治：胃痛、胸痛、乳房腫脹、乳汁分泌少、乾嘔反胃、閉經。

【鳩尾骨】

取穴：正坐，胸骨劍突下端處。

主治：小孩顖門不合、瘦弱。

【截瘧】

取穴：正坐身微側，乳頭直下4寸處。

主治：瘧疾、胸肋痛。

【肓募】

取穴：正坐，取乳頭到肚臍一半距離，從乳頭往下量終點處。

主治：病後虛弱、黃疸、脾臟腫大。

【食倉】

取穴：正坐，中脘穴旁開3寸處。

主治：胃痛、食慾不振、婦人腹中有血塊等。

【食關】

取穴：正坐，建里穴旁開1寸處。

主治：打嗝、反胃、消化不良、胃痛。

【水分】

取穴：正坐，臍上1寸，旁開1.5寸處。

主治：氣喘。

【長谷】

取穴：正坐，臍旁2.5寸處。

主治：食慾不振、消化不良、拉肚子、水腫等。

【三角灸】

取穴：仰臥，取嘴的寬度為邊長，做一正三角形，以臍心為上角，兩角在臍下，三個邊角即是穴位。

主治：不孕症、心痛。

【經中】

取穴：仰臥，氣海穴旁3寸處。

主治：便祕、白帶多、月經不調。

【氣中】

取穴：仰臥，氣海穴旁1.5寸處。

主治：腹痛、腸鳴、氣喘。

【羊矢】

取穴：仰臥，鼠蹊內側與恥骨上緣交接的地方。

主治：疝氣、生育疾病。

【臍下六一】

取穴：仰臥，在臍下6寸，旁開各1寸處。

主治：疝氣。

【泉陰】

取穴：仰臥，在恥骨軟骨接合處中央，旁開3寸處。

主治：子宮下垂、疝氣。

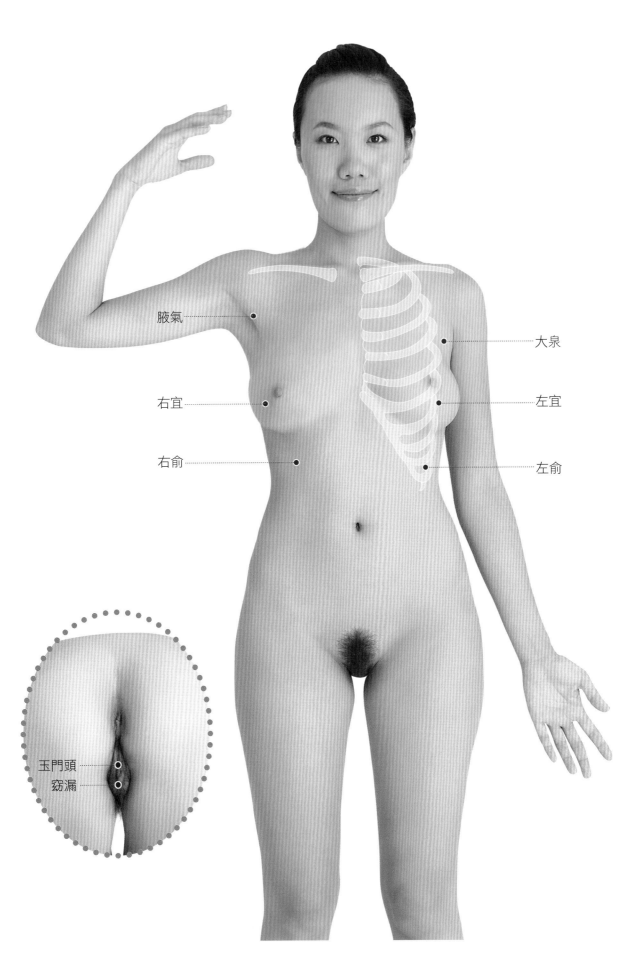

腋氣

右宜

右俞

大泉

左宜

左俞

玉門頭
窈漏

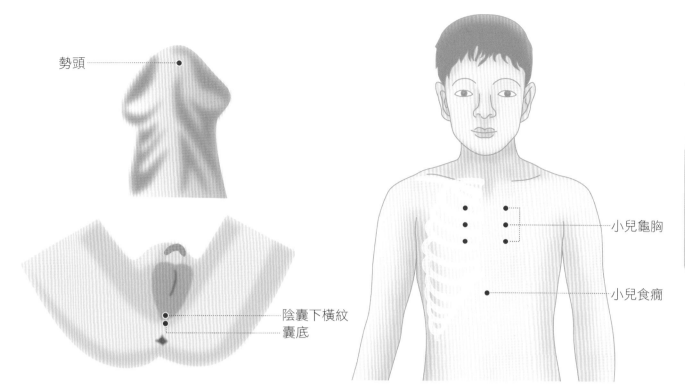

勢頭

陰囊下橫紋
囊底

小兒龜胸

小兒食癇

【勢頭】

取穴：仰臥，在陰莖頂端，尿孔上面中間的地方宛中。

主治：陽萎、癲狂。

【陰囊下橫紋】

取穴：仰臥，在陰囊下第一橫紋中央。

主治：小腹劇痛、翻白眼。

【囊底】

取穴：仰臥，在陰囊下十字紋處。

主治：小腸疝氣、胯下濕癢。

【小兒龜胸】

取穴：正坐，在第二、三及第三、四與第四、五肋骨間，左右兩乳頭內側各1.5寸處，共六穴。

主治：小孩胸部發育不良。

【小兒食癇】

取穴：正坐，鳩尾穴上0.5寸處。

主治：小孩食慾不振。

【腋氣】

取穴：正坐舉臂，腋窩腋毛中。

主治：狐臭。

【大泉】

取穴：正坐，腋前胸臂交接處。

主治：肩臂疼痛、胸肋疼痛。

【右宜、左宜】

取穴：正坐，乳根旁開1寸處，右側叫右宜，左側叫左宜。

主治：胸痛、乳房疼痛。

【右俞、左俞】

取穴：正坐，在第九、十肋骨間，乳頭外旁開1寸直下處，左為左俞，右為右俞。

主治：疝氣。

【窈漏】

取穴：仰臥，在尿道的前端。

主治：陰道疾病、子宮下垂。

【玉門頭】

取穴：仰臥，在陰道口下端。

主治：陰道疾病、子宮下垂。

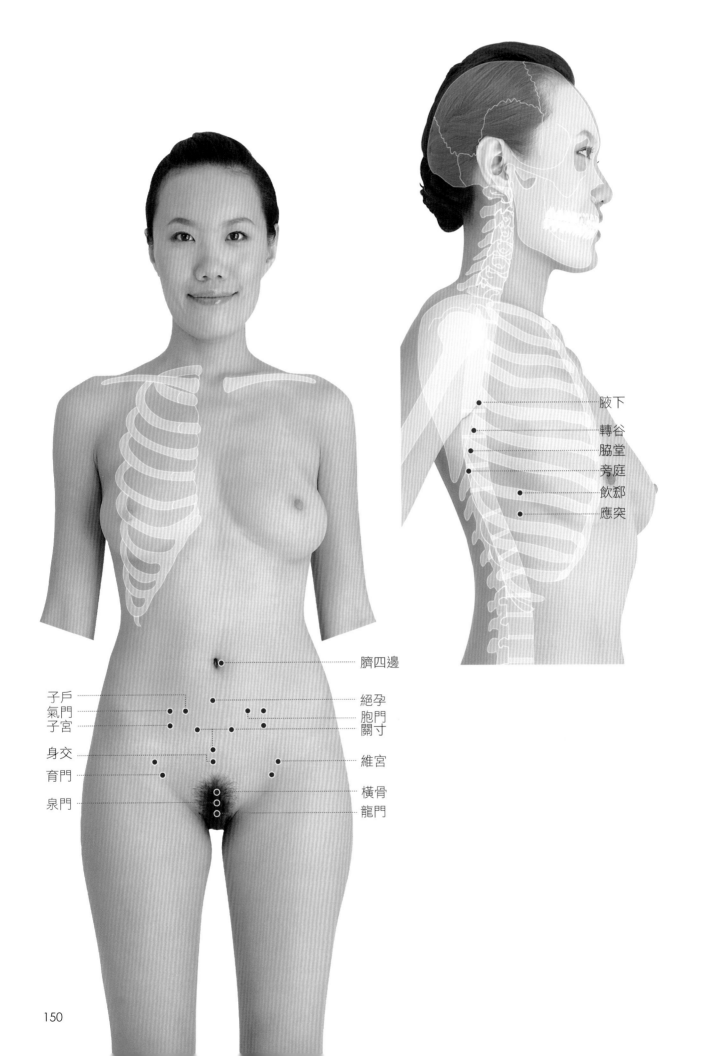

腋下
轉谷
脇堂
旁庭
飲郄
應突

臍四邊

子戶
氣門
子宮

身交
育門

泉門

絕孕
胞門
關寸

維宮

橫骨
龍門

【腋下】

取穴：側坐舉臂，腋中線上，腋窩下1.5寸處。

主治：狐臭、脹氣、打嗝。

【轉谷】

取穴：側坐舉臂，腋前皺摺處，第三、四肋骨間。

主治：胸肋脹滿、食慾不振。

【脇堂】

取穴：側坐舉臂，腋中線上，腋窩下2寸的地方。

主治：胸肋脹滿、打嗝、吐血。

【旁庭】

取穴：側坐舉臂，脇堂下一肋間，乳後2寸處。

主治：胸肋脹痛、嘔吐。

【飲郄】

取穴：側坐舉臂，第六、七肋骨間，乳旁2寸直下處。

主治：腹脹、腸鳴、肚臍周邊疼痛。

【應突】

取穴：側坐舉臂，飲郄直下1寸處。

主治：食慾不振、腹脹、便祕、腸鳴、腹瀉等。

【臍四邊】

取穴：仰臥，在神闕穴上、下、左、右各1寸處取穴，共四穴。

主治：胃痛、腹瀉。

【絕孕】

取穴：仰臥，石門穴下0.3寸處。

主治：避孕、小兒痢疾。

【子戶、胞門】

取穴：仰臥，關元穴旁各2寸處，左為胞門穴，右為子戶穴。

主治：子宮虛冷、不孕、難產。

【氣門】

取穴：仰臥，關元穴旁開3寸處。

主治：崩漏、疝氣。

【子宮】

取穴：仰臥，中極穴旁開3寸處。

主治：不孕、子宮脫垂。

【關寸】

取穴：仰臥，取嘴寬為距離，以此距離從關元穴向下量終點處做一點，再從這點往左右、直下各取1寸處，共三穴。

主治：遺精、漏尿、白帶多、月經不調、腹痛、疝氣。

【身交】

取穴：仰臥，在臍下橫紋中。

主治：漏尿、小便困難、子宮脫垂、便祕等。

【維宮】

取穴：仰臥，維道內下方2寸處。

主治：子宮脫垂。

【育門】

取穴：仰臥，臍下7寸，旁開3.5寸處。

主治：不孕。

【橫骨】

取穴：仰臥，在恥骨軟骨接合處中央。

主治：漏尿、小便困難、疝氣。

【泉門】

取穴：仰臥，在女性橫骨穴下方，近外生殖器之處。

主治：避孕、月經淋漓、白帶多。

【龍門】

取穴：仰臥，在女性泉門穴下方，入外生殖器之處。

主治：月經不調、不孕、子宮及小腸下垂等。

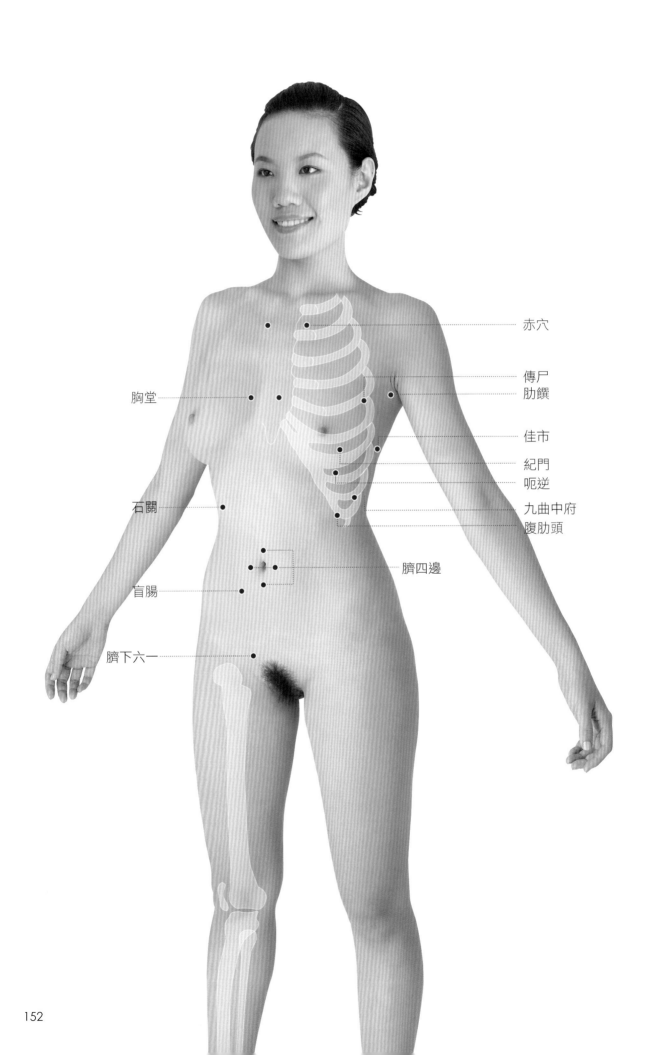

赤穴

傳尸
肋饌

佳市

紀門

呃逆

九曲中府
腹肋頭

臍四邊

胸堂

石關

盲腸

臍下六一

【赤穴】

取穴：正坐，璇璣穴旁開1寸凹陷處。

主治：喘息、咳嗽、胸肋疼痛。

【傳尸】

取穴：正坐身微側，乳頭外開3寸處。

主治：胸肋脹滿。

【肋罅】

取穴：正坐身微側，乳頭外開4寸處。

主治：胸肋疼痛、咳嗽、肺結核。

【胸堂】

取穴：正坐，在兩乳間，膻中穴旁開1寸的地方。

主治：喘息、噎住、咳嗽、吐血、乳痛、心悸。

【紀門】

取穴：正坐身微側，乳頭旁開1寸直下，第六、七肋骨間。

主治：乳房疼痛、胸肋脹滿。

【痓市】

取穴：正坐身微側，腋窩直下，第七、八肋骨間。

主治：胸肋痛。

【呃逆】

取穴：正坐身微側，乳頭直下，第七、八肋骨間。

主治：打嗝、胸肋痛。

【九曲中府】

取穴：正坐身微側，痓市穴直下3寸處。

主治：邪氣入侵；肝及胃、脾等疾病。

【腹肋頭】

取穴：正坐，在第十肋骨端。

主治：小腹脹硬、胸脹、消化不良。

【石關】

取穴：正坐，中脘穴旁開5寸處。

主治：產後兩肋痛。

【臍四邊】

取穴：仰臥，在神闕穴上、下、左、右各1寸處取穴，共四穴。

主治：胃痛、腹瀉。

【盲腸】

取穴：仰臥，在右側髂骨前上棘與肚臍連線中點。

主治：腸痛、腹瀉。

【臍下六一】

取穴：仰臥，在臍下6寸，旁開各1寸處。

主治：疝氣。

腰背部

行經的經脈，包括有：督脈、足太陽膀胱經。

腰背部

計有54個穴位

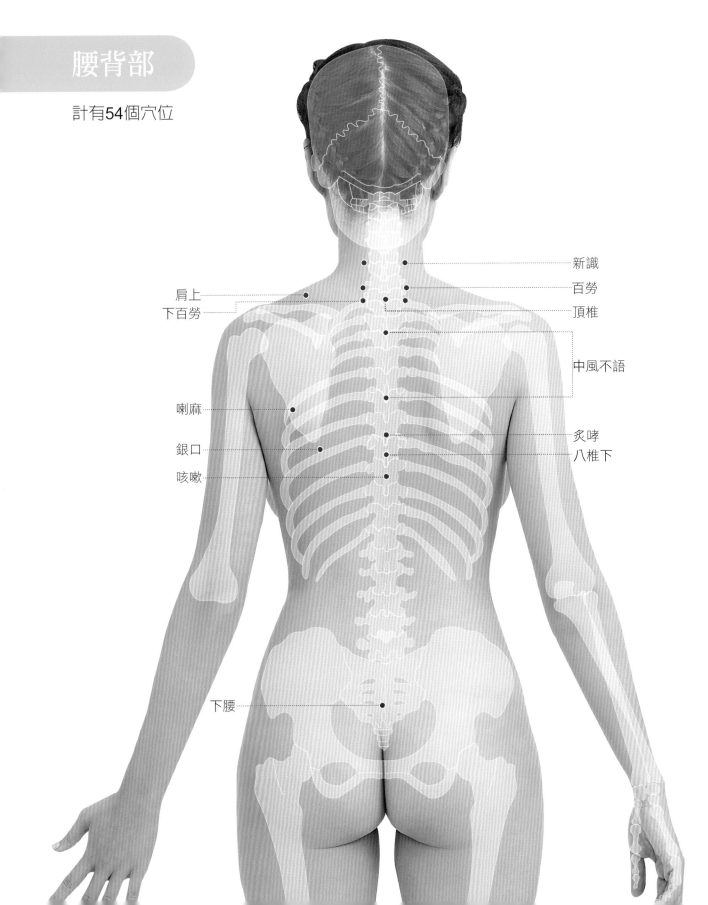

新識

百勞

肩上

下百勞

頂椎

中風不語

喇麻

炙哮

銀口

八椎下

咳嗽

下腰

【新識】

取穴：俯臥，在第三、四頸椎間旁開1.5寸處。

主治：氣喘、咳嗽、頭頸疼痛。

【百勞】

取穴：俯臥，大椎穴上2寸，旁開1寸處。

主治：頸部淋巴腫脹、頸部僵硬無法轉動等症。

【肩上】

取穴：俯臥，大椎穴與肩胛骨正中處。

主治：肩膀風濕痛、喉嚨痛、牙痛。

【下百勞】

取穴：俯臥，大椎穴旁開1.3寸處。

主治：咳嗽、頸部淋巴腫脹、肩頸疼痛。

【頂椎】

取穴：俯臥，在第七頸椎棘突端。

主治：糖尿病。

【中風不語】

取穴：俯臥，第二與第五胸椎凹陷處。

主治：中風不語。

【喇麻】

取穴：俯臥，在天宗穴斜至腋紋頭約1.5寸處，平譩譆穴。

主治：喉嚨痛。

【灸哮】

取穴：俯臥，以繩環繞頸部，將繩從頸部往胸前垂至鳩尾穴，剪掉多餘繩子，然後轉向背部，再取1/2繩子長度，一端平喉結高度，一端往背脊垂下，終點處即是該穴。

主治：咳嗽、喘息。

【銀口】

取穴：俯臥，肩胛骨的下角處。

主治：吐血。

【八椎下】

取穴：俯臥，在第八胸椎棘突凹陷處。

主治：瘧疾。

【咳嗽】

取穴：俯臥，以繩從兩乳頭繞身體一圈，前後高度要一致，而繩子在脊背處的位子即是該穴。

主治：咳嗽、急躁、肋骨間神經痛。

【下腰】

取穴：俯臥，在第二、三骶骨假棘間。

主治：嚴重腹瀉、便血、難產。

【子宮出血】

取穴：俯臥，骶骨尖端上5寸做一基點，往兩側各1.5寸取點，再從基點往上1寸取點，續往兩側各1.5寸取點，共六個穴點。

主治：腰痛、頻尿、經血量大。

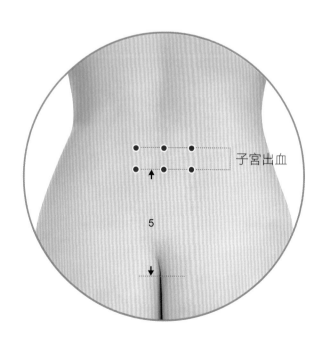

子宮出血

5

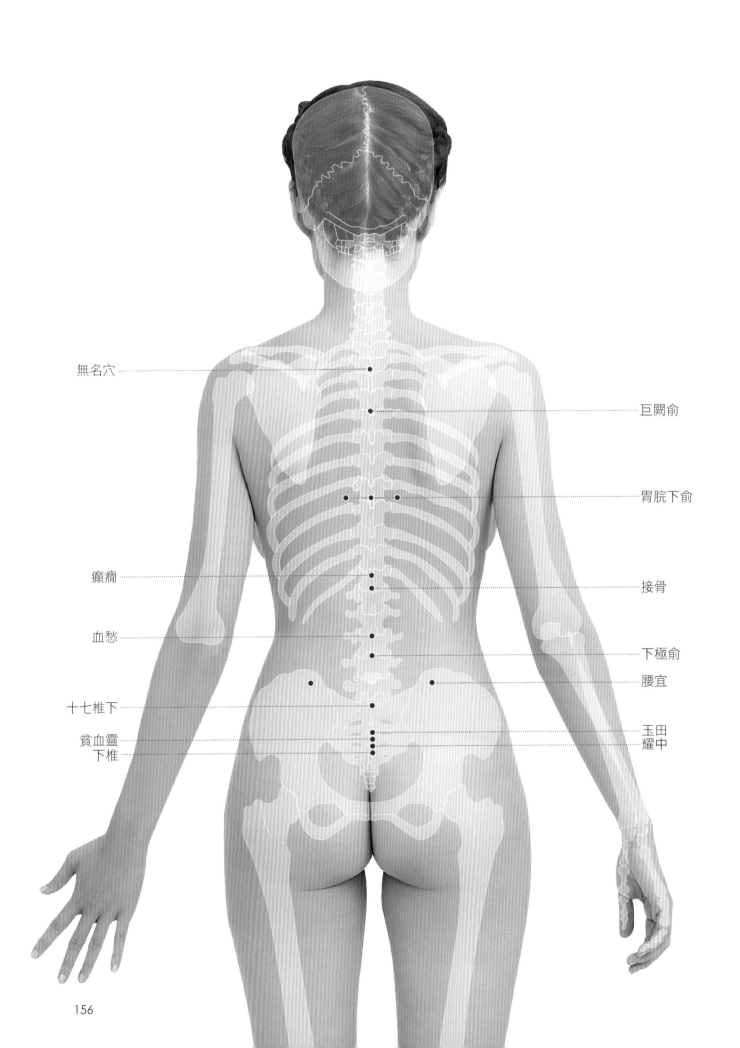

無名穴 ⋯⋯⋯⋯⋯

巨闕俞

胃脘下俞

癲癇 ⋯⋯⋯⋯⋯

接骨

血愁 ⋯⋯⋯⋯⋯

下極俞

腰宜

十七椎下 ⋯⋯⋯⋯⋯

玉田
耀中

貧血靈 ⋯⋯⋯⋯⋯
下椎 ⋯⋯⋯⋯⋯

【無名穴】

取穴：俯臥，在第二胸椎棘突凹陷處。

主治：癡呆、癲狂。

【巨闕俞】

取穴：俯臥，在第四胸椎棘突凹陷處。

主治：哮喘、胸肋疼痛、身體虛弱。

【胃脘下俞】

取穴：俯臥，在第八胸椎棘突下及兩旁各
1.5寸處，共三穴。

主治：糖尿病、喉嚨痛、腹痛、嘔吐。

【癲癇】

取穴：俯臥，大椎穴至尾骨端的中點處。

主治：癲癇。

【接骨】

取穴：俯臥，在第十二胸椎棘突凹陷處。

主治：背脊痛、胃脘痛、消化不良、小兒
癲癇、腹瀉。

【血愁】

取穴：俯臥，在第二腰椎棘突上。

主治：吐血、便血、流鼻血。

【下極俞】

取穴：俯臥，第三腰椎棘突凹陷處。

主治：腸疝痛、腰痛。

【腰宜】

取穴：俯臥，在第四腰椎棘突下，旁開3.5
寸處。

主治：腰痛、頻尿、月經不調。

【十七椎下】

取穴：俯臥，第五腰椎棘突下。

主治：腰脊痛、腿痛、下肢痿痹、月經不
調等。

【玉田】

取穴：俯臥，在尾骨尖端上四椎凹陷處。

主治：難產、腰痛、臀部痛。

【貧血靈】

取穴：俯臥，在玉田穴微下處。

主治：貧血、氣虛。

【耀中】

取穴：俯臥，在貧血靈穴微下處。

主治：難產、血崩、痔瘡。

【下椎】

取穴：俯臥，在腰俞穴直上一椎凹陷處。

主治：月經不調、痔瘡、淋病、腰臀疼痛
等症。

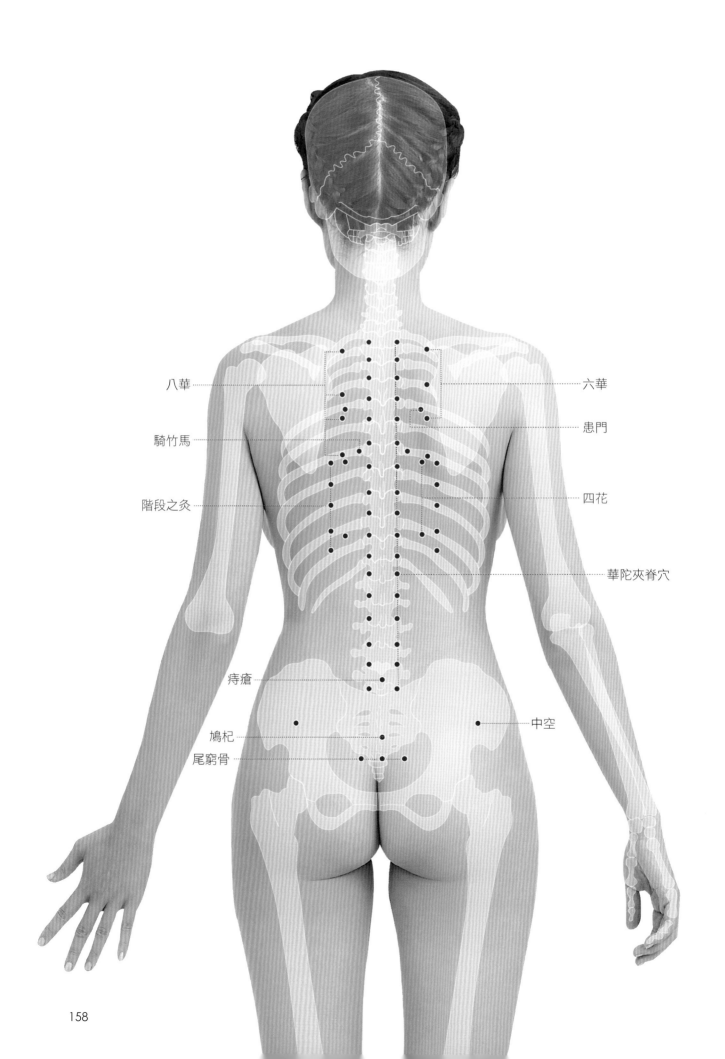

八華

騎竹馬

階段之灸

痔瘡

鳩杞

尾窮骨

六華

患門

四花

華陀夾脊穴

中空

【六華、八華】

取穴：用繩子量兩乳尖後分作四段，再切掉一段，折成三角形，將一角置於大椎穴上，其下端兩角即是穴位，繼續把一角置於上述兩穴的中間，其下端兩角便又是穴位；再重複一次，即是六華穴；再重複一次，即是八華穴。

主治：虛弱、瘦小、骨頭關節疼痛、咳嗽、盜汗。

【患門】

取穴：俯臥，在第五胸椎旁開1.5寸處。

主治：吐血、哮喘、盜汗、熱潮紅、身體虛弱等。

【騎竹馬】

取穴：俯臥，在第七胸椎旁開1寸處。

主治：無名腫毒、背部皮膚病。

【四花】

取穴：俯臥，即膈俞、膽俞四穴。

主治：虛弱、關節疼痛、咳嗽、哮喘、盜汗、失眠。

【階段之灸】

取穴：俯臥，從第七至第十一胸椎下，離脊椎各2寸處，左右共十穴。

主治：虛弱羸瘦、吐血、頭暈目眩、健忘等症。

【華陀夾脊穴】

取穴：俯臥，從第一胸椎到第五腰椎下每椎由背中線左右旁開0.5寸處，左右加起來，共三十四穴。

主治：上胸部穴位主治心肺疾病與上肢疾病；下胸部穴位主治腸胃相關病症；腰部穴位主治腰、腹，以及下肢疾病。

【痔瘡】

取穴：俯臥，在與臍相對位子的背脊下1寸處。

主治：痔瘡、脫肛。

【中空】

取穴：俯臥，在腎俞穴下3寸，旁開2寸處。

主治：腰痛難以站立。

【鳩杞】

取穴：俯臥，在尾骨上兩椎凹陷處。

主治：婦人血崩。

【尾窮骨】

取穴：俯臥，在尾骨尖端上1寸及旁開各1寸，共三穴。

主治：便祕、小便困難、痔瘡、癲癇、淋病等。

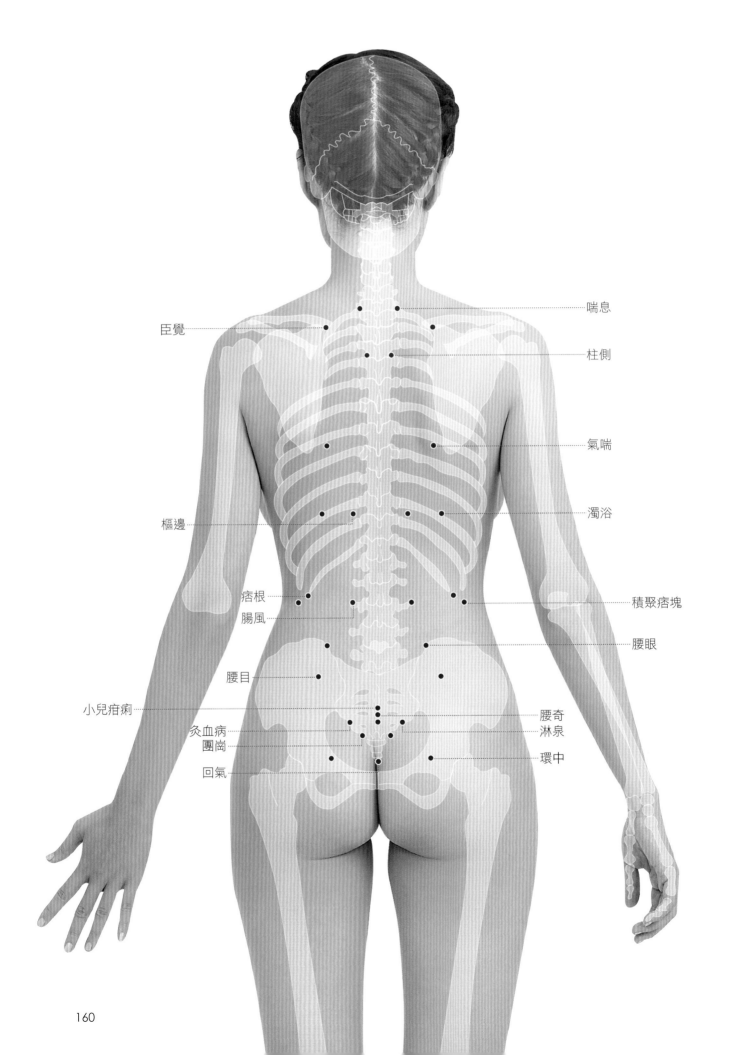

喘息

柱側

氣喘

濁浴

積聚痞塊

腰眼

腰奇

淋泉

環中

臣覺

樞邊

痞根

腸風

腰目

小兒疳痢

灸血病

團崗

回氣

【喘息】

取穴：俯臥，在第七頸椎棘突旁開1寸的地方。

主治：氣喘、風疹。

【臣覺】

取穴：俯臥，在肩胛骨上角邊際。

主治：肩背痠痛、喜怒不定。

【柱側】

取穴：俯臥，在第三胸椎旁開0.5寸處。

主治：胸腹久痛不癒、腰背痛、氣喘。

【氣喘】

取穴：俯臥，在第七胸椎旁開2寸處。

主治：哮喘、胸背痛。

【濁浴】

取穴：俯臥，第十胸椎下，離脊椎各2.5寸處。

主治：腹部脹滿、食慾不振、口苦、疲勞、恐慌。

【樞邊】

取穴：俯臥，第十胸椎下，旁開1寸處。

主治：黃疸。

【痞根】

取穴：俯臥，第一腰椎棘突下，旁開3.5寸處。

主治：脾臟腫大、腸疝痛、打嗝、食慾不振、胃脘脹痛。

【積聚痞塊】

取穴：俯臥，在第二腰椎棘突下，旁開4寸處。

主治：脾臟腫大、胸腹痛、腸鳴、消化不良、腸疝痛。

【腸風】

取穴：俯臥，第二腰椎下，旁開1寸處。

主治：所有慢性內臟疾病、痔瘡、腰痛、漏尿、遺精。

【腰眼】

取穴：俯臥，在第四、五腰椎左右凹陷的地方。

主治：氣喘、腰痛、虛弱羸瘦、糖尿病。

【腰目】

取穴：俯臥，在腎俞穴下3寸，旁開1.5寸的地方。

主治：頻尿、糖尿病。

【小兒疳痢】

取穴：俯臥，在尾骨尖端直上3寸的位置。

主治：皮膚潰爛、瘦弱、脫肛。

【腰奇】

取穴：俯臥，在尾骨尖端直上2寸處。

主治：癲癇、便祕、失眠、頭痛。

【灸血病】

取穴：俯臥，在第三骶骨假棘突的尖端。

主治：吐血、流鼻血、尿血、便血、婦人血崩。

【淋泉】

取穴：俯臥，取嘴寬為距離，從長強穴往上量，終點處做一點，再將其距離的中點置於點上，取左右兩端即是該穴。

主治：性病。

【團崗】

取穴：俯臥，在小腸俞下2寸處。

主治：小便困難、便祕、腰痛、腹痛。

【環中】

取穴：俯臥，在環跳與腰俞穴中間。

主治：腰痛、腿痛。

【回氣】

取穴：俯臥，在尾骨尖端。

主治：大便失禁、便血、痔瘡。

上肢部

行經的經脈，包括有：手太陰肺經、手

厥陰心包經、手少陰心經、手陽明大腸經、手少陽三焦經、手太陽小腸經等。

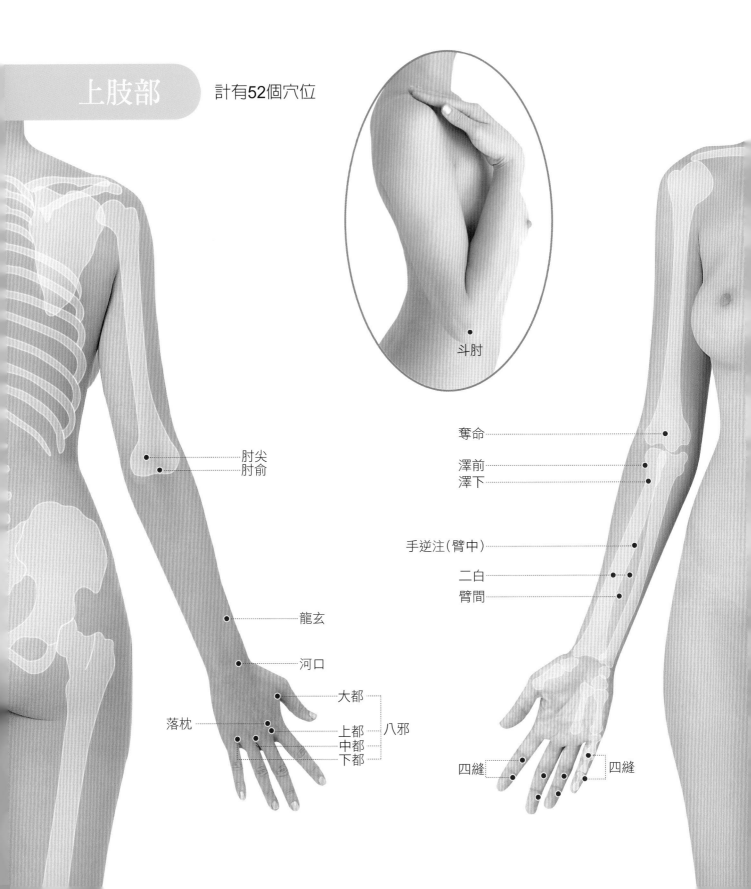

上肢部

計有52個穴位

斗肘

肘尖
肘俞

奪命

澤前
澤下

手逆注(臂中)

二白
臂間

龍玄

河口

落枕

大都
上都
中都
下都
八邪

四縫

四縫

【十二井穴】

取穴：仰掌與俯掌，即少商、商陽、中衝、關衝、少衝、少澤，左右共十二穴。

主治：中風昏迷。

【斗肘】

取穴：屈臂，曲池穴後，曲肘時高骨圓端處。

主治：手肘痛。

【肘尖】

取穴：伸臂俯掌，屈肘約九十度角，當尺骨鷹嘴的尖端。

主治：頸部淋巴腫脹、皮膚病。

【肘俞】

取穴：伸臂俯掌，在肘關節後面，當尺骨鷹嘴突起與橈骨小頭間凹陷處。

主治：肘臂痛。

【龍玄】

取穴：伸臂俯掌，列缺穴上青脈中。

主治：中風無法言語、手痛、牙痛。

【河口】

取穴：俯掌，在手腕骨後凹陷的動脈處。

主治：驚嚇、癲癇。

【落枕】

取穴：俯掌，在第二、三指本節後約0.5寸處。

主治：落枕、偏頭痛、胃痛、喉嚨痛。

【八邪】

取穴：俯掌，在五指指縫間，即大都、上都、中都、下都，左右共8穴。

主治：頭痛、牙痛、眼睛腫痛、手臂紅腫、五指痛麻。

【奪命】

取穴：伸臂仰掌，曲澤穴上1寸處。

主治：上臂痠痛、暈厥、腹痛。

【澤前】

取穴：伸臂仰掌，尺澤穴下1寸，直對中指。

主治：頸部腫瘤。

【澤下】

取穴：伸臂仰掌，尺澤穴下2寸，兩筋中間的地方。

主治：牙痛、手臂疔瘡、前臂痛。

【手逆注（臂中）】

取穴：伸臂仰掌，腕橫紋到肘橫紋的中點，橈骨與尺骨之間。

主治：上肢癱瘓、前臂疼痛、神志失常、痙攣。

【二白】

取穴：伸臂仰掌，腕橫紋直上4寸，橈側屈腕肌腱的兩側緣各取一穴。

主治：痔瘡、脫肛。

【臂間】

取穴：伸臂仰掌，掌後橫紋正中上，約五橫指的兩筋間。

主治：疔腫、手臂痛。

【四縫】

取穴：仰掌，在食、中、無名、小指第二、三節橫紋中央。

主治：小兒面黃肌瘦、肚腹膨脹。

【小兒睡驚】

取穴：垂臂，手屈時橫紋上0.3寸處。

主治：小孩做惡夢驚醒、眼睛無法閉合。

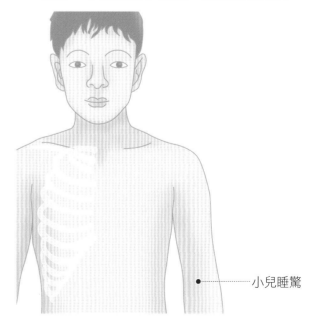

小兒睡驚

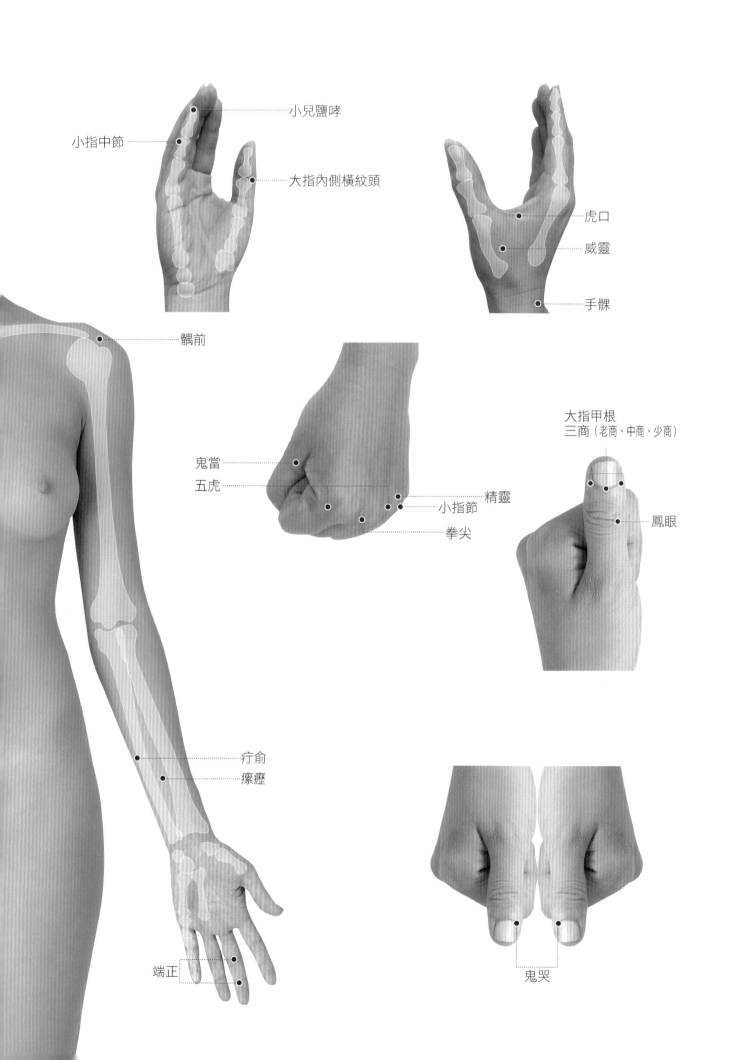

小兒鹽哮

小指中節

大指內側橫紋頭

虎口

威靈

手髁

髃前

大指甲根
三商（老商、中商、少商）

鬼當

五虎

精靈

小指節

拳尖

鳳眼

疔俞

瘰癧

端正

鬼哭

【髃前】

取穴：垂臂，腋前紋頭與肩髃穴連線的中點處。

主治：肩臂痛、上肢疼痛。

【疔俞】

取穴：伸臂仰掌，神門穴後4寸處。

主治：皮膚病。

【瘰癧】

取穴：伸臂仰掌，掌後橫紋中央上3.5寸，間使穴後0.5寸處。

主治：頸部淋巴腫脹。

【端正】

取穴：伸臂仰掌，在中指第二、三節關節橫紋的中央處。

主治：小孩面黃肌瘦、腹部鼓脹。

【小兒鹽哮】

取穴：仰掌微臥拳，在小指尖端上。

主治：氣喘、咳嗽、糖尿病。

【小指中節】

取穴：仰掌微握拳，在小指中節外側橫紋頭上。

主治：長瘤。

【大指內側橫紋頭】

取穴：仰掌，在大指內側橫紋頭處。

主治：五指不能伸屈、白內障。

【虎口】

取穴：俯掌微握拳，在合谷穴前歧縫處。

主治：心痛、頭痛、牙痛。

【威靈】

取穴：俯掌微握拳，虎口下兩旁歧骨間圓骨處，在合谷穴後面一點。

主治：頭痛、目眩、耳鳴、小兒急慢驚風、手背痛。

【手髁】

取穴：俯掌微握拳，在手背腕上橈骨尖端的位置。

主治：牙痛。

【鬼當】

取穴：俯掌握拳，在拇指本節外側橫紋頭的地方。

主治：小兒腹瀉、眼睛赤痛、喉嚨麻痛。

【五虎】

取穴：俯掌握拳，在食指、無名指本節骨尖上，左右共四穴。

主治：手指痙攣。

【精靈】

取穴：俯掌握拳，在第四、五指夾界下0.5寸處。

主治：痰多氣促、頭痛、目眩。

【小指節】

取穴：俯掌握拳，在小指本節骨尖上。

主治：白內障、長年胃病。

【拳尖】

取穴：俯掌握拳，在中指本節骨尖上。

主治：眼睛赤痛、白內障。

【鬼哭】

取穴：俯掌，將拇指相併，在兩爪甲上。

主治：癲癇。

【大指甲根】

取穴：俯掌；少商：拇指內側距爪甲角0.1寸處；中商：在少商與老商中間；老商：拇指外側距爪甲角0.1寸處。

主治：感冒、風寒、咳嗽。

【鳳眼】

取穴：俯掌，拇指爪甲後1寸，內側橫紋頭的地方。

主治：小兒夜盲。

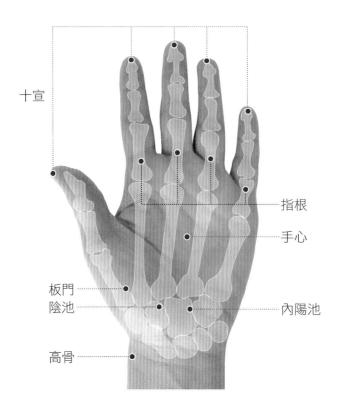

十宣

指根

手心

板門
陰池

內陽池

高骨

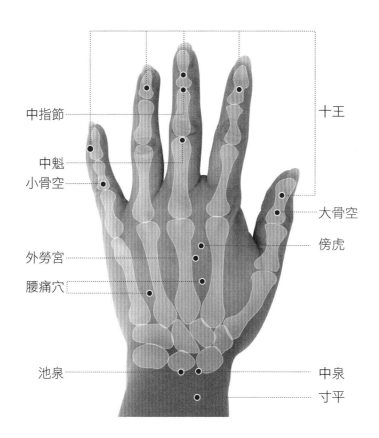

中指節

十王

中魁
小骨空

大骨空

傍虎

外勞宮

腰痛穴

池泉

中泉

寸平

166

【十宣】

取穴：仰掌，在手十指尖端，距離指甲邊緣處約0.1寸的位置，共十穴。

主治：中風、昏迷、暈厥、癇症、高燒、小兒驚風、指端麻木。

【指根】

取穴：仰掌，在食、中、無名、小指第一接掌處橫紋中央。

主治：手指生疔。

【手心】

取穴：仰掌，在手背正中央。

主治：黃疸、猝死、癲癇。

【板門】

取穴：仰掌，魚際穴內往掌心1寸處。

主治：牙痛、喉嚨痛。

【陰池】

取穴：仰掌，內陽池穴向橈側1寸處。

主治：咳血、喉嚨痛、聲音嘶啞。

【內陽池】

取穴：仰掌，在大陵穴前1寸凹陷處。

主治：喉嚨痛。

【高骨】

取穴：仰掌，掌後橈骨莖突上。

主治：手痛。

【十王】

取穴：俯掌，在十指爪甲後，正中赤白肉際，共十穴。

主治：中暑、霍亂。

【中指節】

取穴：俯掌，在中指第三節前，爪甲後凹陷處。

主治：牙痛。

【中魁】

取穴：俯掌，在中指中節骨尖上。

主治：打嗝、反胃。

【小骨空】

取穴：俯掌，在小指背側近端指骨關節橫紋的中點處。

主治：眼睛赤痛、指關節痛。

【大骨空】

取穴：俯掌，在拇指背側指骨關節橫紋的中點處。

主治：眼睛疾病、吐血。

【傍虎】

取穴：俯掌，在第二、三指本節後歧骨間的位置。

主治：喉嚨痛。

【外勞宮】

取穴：俯掌，在手背正中央。

主治：手指不能伸屈、指掌癢麻、小兒急慢性驚風、消化不良、腹瀉。

【腰痛穴】

取穴：俯掌，手背腕橫紋下1寸處，第二、三掌骨近端，共兩穴。

主治：急性腰扭傷。

【池泉】

取穴：俯掌，手背橫紋中，與大陵穴相對的地方。

主治：所有心胸痛。

【中泉】

取穴：俯掌，陽池與陽溪穴中間。

主治：反胃、吐血、胸中脹滿氣、白內障等症。

【寸平】

取穴：俯掌，手背腕橫紋中間上1寸，旁向橈側0.4寸處。

主治：各種病症的急救。

下肢部

行經的經脈，包括有：足少陽膽經、足太陽膀胱經、足陽明胃經、足少陰腎經、足厥陰肝經、足太陰脾經等。

下肢部　　計有**45**個穴位

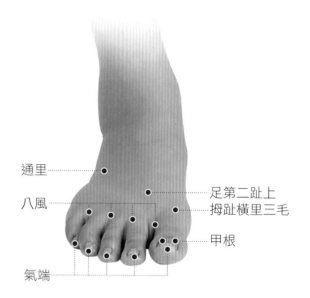

通里
八風
足第二趾上
拇趾橫里三毛
甲根
氣端

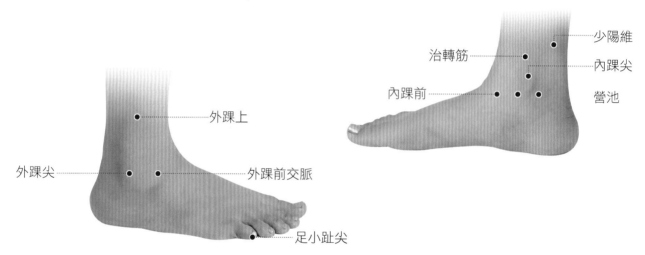

治轉筋
少陽維
內踝尖
內踝前
營池

外踝上
外踝尖
外踝前交脈
足小趾尖

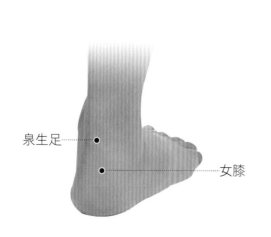

泉生足
女膝

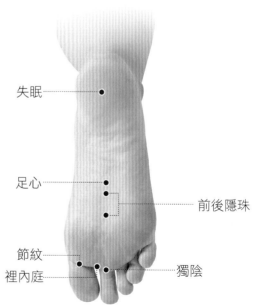

失眠
足心
前後隱珠
節紋
裡內庭
獨陰

【通里】

取穴：正坐，在足小趾下2寸處。

主治：經期血量過多。

【足第二趾上】

取穴：正坐，在足第二趾上1寸處。

主治：水腫、牙齦發炎、足背紅腫。

【拇趾橫里三毛】

取穴：正坐，拇趾背本節橫紋中。

主治：流鼻血、陰部腫。

【八風】

取穴：正坐，在足背趾縫端凹陷處，趾緣的後方，左右共八穴。

主治：趾痛、足背腫痛、頭痛、牙痛、足氣。

【甲根】

取穴：正坐，足拇趾端，爪甲根的內外側與皮膚接處，左右共四穴。

主治：疝氣。

【氣端】

取穴：正坐，雙足足趾，十趾尖端，共有十穴。

主治：中風、足趾麻木。

【外踝上】

取穴：側坐，外踝骨尖端直上3寸處。

主治：腳氣、腳踝扭傷。

【外踝尖】

取穴：側坐，外踝骨尖上。

主治：寒熱腳氣、外踝扭傷。

【外踝前交脈】

取穴：側坐，外踝高骨前交動脈處。

主治：牙痛、足腫痛。

【足小趾尖】

取穴：側坐，足小趾尖端。

主治：催生。

【少陽維】

取穴：側坐，太溪跟復溜穴中間，內踝後1寸稍上處。

主治：腳氣。

【治轉筋】

取穴：側坐，內踝骨上中央凹陷處。

主治：惡瘡潰爛、小腿抽筋、痛風。

【內踝尖】

取穴：側坐，內踝骨尖上。

主治：牙痛、喉嚨痲痺、內踝扭傷。

【營池】

取穴：側坐，內踝前後兩旁池中脈上。

主治：白帶多、月經不調。

【內踝前】

取穴：側坐，內踝前約一橫指處。

主治：反胃。

【泉生足】

取穴：俯臥，足後跟骨橫紋中。

主治：難產、嘔吐。

【女膝】

取穴：俯臥，足後跟骨赤白肉際。

主治：牙痛、腹痛。

【失眠】

取穴：抬腳，足跟部正中央。

主治：腳底痛、失眠。

【足心】

取穴：抬腳，腳底正中心點。

主治：血崩、頭痛、暈眩。

【前後隱珠】

取穴：抬腳，在湧泉穴後0.3及0.5寸處，共兩穴。

主治：腿部疔瘡。

【節紋】

取穴：抬腳，在足底拇趾底部橫紋中。

主治：癲癇（須配獨陰）。

【裡內庭】

取穴：抬腳，在足底第一、二趾間，與內庭穴相對處的位置。

主治：腳趾痛、小兒驚風。

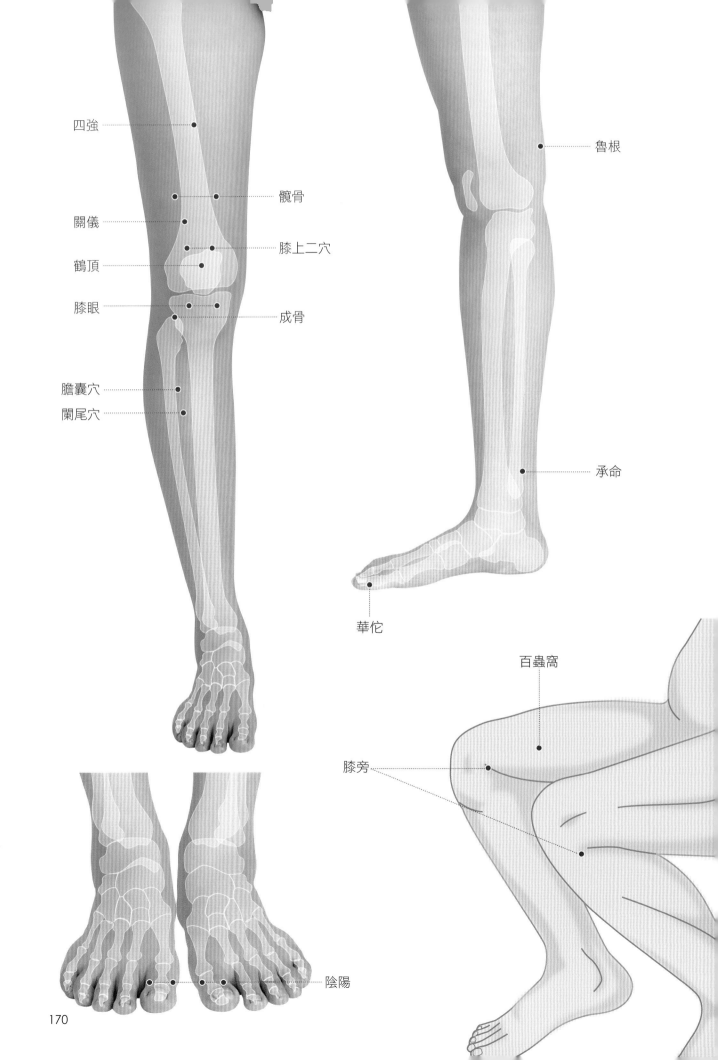

四強

髕骨

關儀

膝上二穴

鶴頂

膝眼

成骨

膽囊穴

闌尾穴

魯根

承命

華佗

百蟲窩

膝旁

陰陽

170

【獨陰】

取穴：抬腳，在足第二趾下，第二橫紋的中點處。

主治：疝氣、胸痛、月經不調。

【四強】

取穴：正坐屈膝，在膝蓋骨上緣，直上4.5寸處。

主治：下肢痿痹、癱瘓。

【髖骨】

取穴：正坐屈膝，在膝蓋骨上2寸，梁丘穴兩旁外開1.5寸處。

主治：腿痛、腳腫、膝蓋痛。

【關儀】

取穴：正坐屈膝，在膝外邊1寸處。

主治：子宮下垂、小腹絞痛。

【膝上二穴】

取穴：正坐屈膝，膝蓋骨上面兩旁中，凹陷的地方。

主治：膝痛。

【鶴頂】

取穴：正坐屈膝，在膝蓋骨正中央。

主治：膝關節痛、足脛無力、癱瘓。

【膝眼】

取穴：正坐屈膝，膝蓋骨下兩旁凹陷處，分別稱內、外膝眼，外膝眼即是犢鼻穴。

主治：膝蓋痛、下肢無力。

【成骨】

取穴：正坐，在腓骨小頭端。

主治：腰痛、膝蓋痛。

【膽囊穴】

取穴：正坐，在陽陵泉穴直下1寸左右的壓痛點上。

主治：急、慢性膽囊炎；膽結石、膽絞痛、下肢痿痹。

【闌尾穴】

取穴：正坐，在足三里穴下約2寸的壓痛點上。

主治：消化不良、胃痛、腸絞痛。

【魯根】

取穴：俯臥，在委中穴上三橫指處。

主治：膝蓋痛。

【承命】

取穴：側坐，太溪穴直上3寸處。

主治：癲癇、下肢浮腫。

【華佗】

取穴：側坐，大拇趾內側，離爪甲角0.5寸，赤白肉際。

主治：疝氣、陰囊腫大。

【百蟲窩】

取穴：蹲下屈膝，在膝蓋骨內上角上3寸處，距血海穴上1寸的位置。

主治：蕁麻疹、濕疹、皮膚搔癢。

【膝旁】

取穴：蹲下屈膝，在膝橫紋兩頭，左右各四穴。。

主治：腰痛、腳痠無法久站。

【陰陽】

取穴：正坐，拇趾背側，當屈趾向裡時，橫紋兩旁白肉際處，一腳有兩點，共四穴。

主治：月經不調。

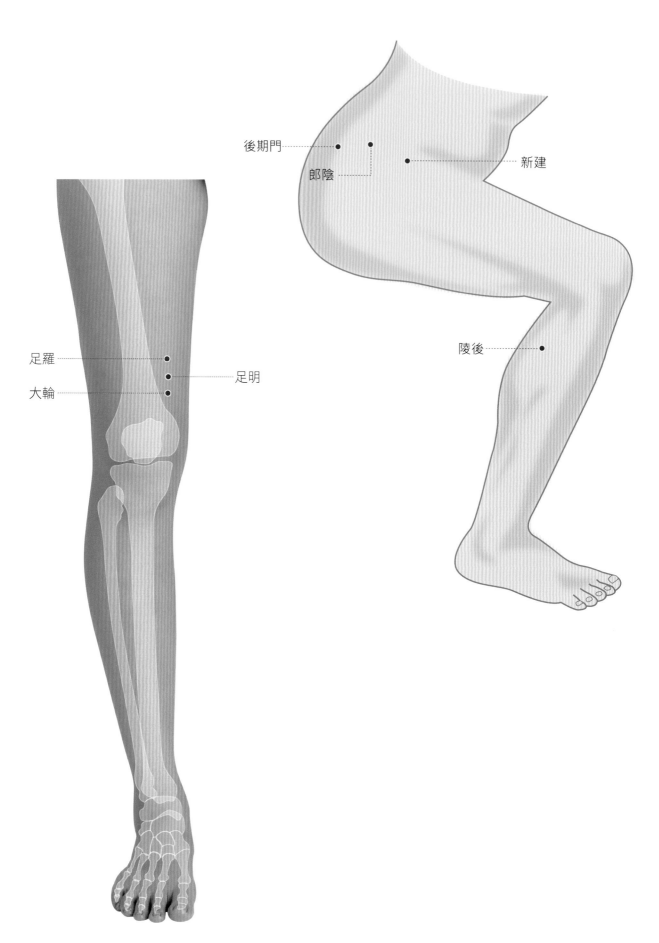

後期門

郎陰

新建

足羅

足明

大輪

陵後

【陵後】

取穴：側坐，在陽陵泉穴後方，脛骨小頭
　　　　後下緣凹陷處。

主治：小腿痛、膝蓋痛。

【大輪】

取穴：正坐屈膝，在膝頭上內側。

主治：膝蓋痛。

【足明】

取穴：正坐屈膝，大輪穴上二橫指處。

主治：膝痛。

【足羅】

取穴：正坐屈膝，大輪穴上3寸處。

主治：腿膝疼痛、月經不調。

【新建】

取穴：蹲下屈膝，在股骨大粗隆與髂前大
　　　　棘連線中點。

主治：下肢麻木疼痛、感冒發燒。

【郎陰】

取穴：蹲下屈膝，腿輪正中。

主治：吐血、腿股痛。

【後期門】

取穴：蹲下屈膝，在環跳穴直上，髂骨嵴
　　　　上緣。

主治：難產、腿股痛。

頭頸部穴位總圖

行經頭頸部的經脈有：大腸經、胃經、小腸經、膀胱經、三焦經、膽經、任脈、督脈。

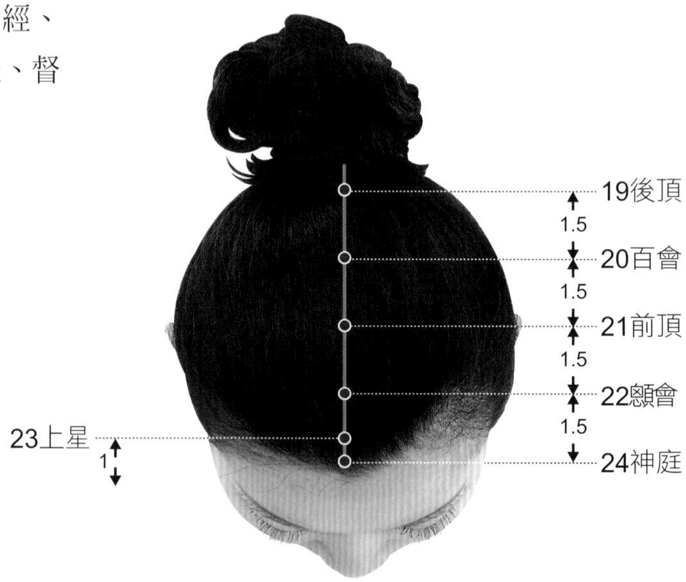

19後頂
1.5
20百會
1.5
21前頂
1.5
22顖會
1.5
23上星
1
24神庭

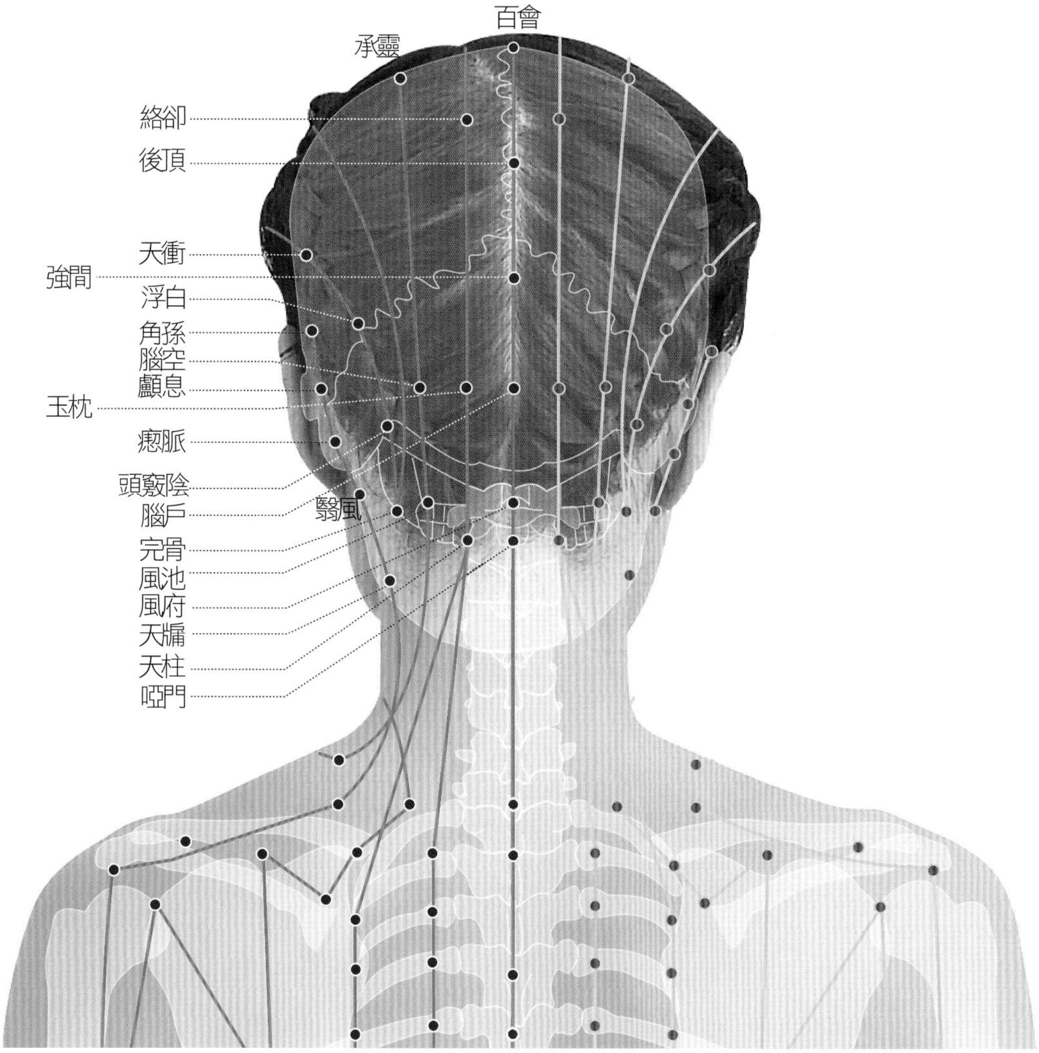

承靈
百會
絡卻
後頂
天衝
強間
浮白
角孫
腦空
顱息
玉枕
瘛脈
頭竅陰
腦戶　翳風
完骨
風池
風府
天牖
天柱
啞門

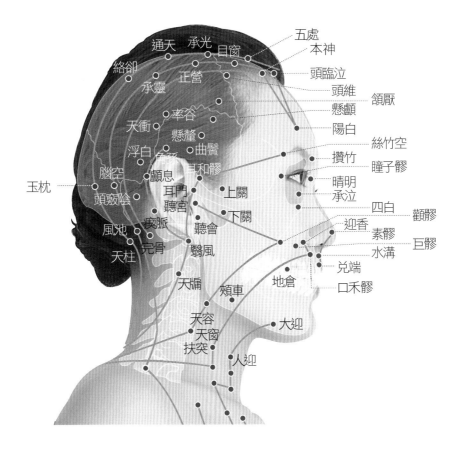

通天　承光　目窗
絡卻
承靈　正營
天衝　率谷
懸釐
浮白　　懸顱
腦空　　曲鬢　耳和髎
玉枕
頭竅陰　顱息
耳門
聽宮
風池　瘈脈
天柱　完骨
五處
本神
頭臨泣
頭維　頷厭
懸顱
陽白
絲竹空
攢竹
瞳子髎
睛明
承泣
四白　顴髎
迎香　素髎
水溝　巨髎
兌端
口禾髎
上關
下關
聽會
翳風
天牖
頰車　地倉
天容
天窗
扶突
人迎
大迎

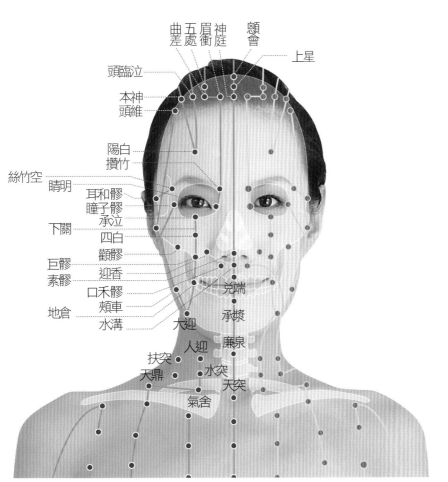

曲五眉神顖
差處衝庭會
上星
頭臨泣
本神
頭維
陽白
攢竹
絲竹空　睛明
耳和髎
瞳子髎
承泣
下關
四白
顴髎
巨髎　迎香
素髎　口禾髎
地倉　頰車
水溝
兌端
承漿
廉泉
大迎
人迎
扶突
天鼎　水突
天突
氣舍

穴名	經脈	取穴	主治
睛明 BL1	膀胱	正坐 眼睛內眶角上方0.1寸凹陷處	近視、色盲、目眩、迎風流淚、結膜炎、角膜炎
攢竹 BL2	膀胱	正坐 眉毛內側端凹陷處	視力模糊、目眩、結膜炎、角膜炎、眼睛赤痛腫痛、迎風流淚
陽白 GB14	膽	正坐 在前額，眉毛中點上緣上1寸凹陷中	前額痛、目眩、眼睛痛、眉棱骨痛、面癱
絲竹空 TE23	三焦	正坐 眉梢外端處凹陷處	眉棱骨痛、頭痛、眼睛疾病、牙痛、口眼歪斜
瞳子髎 GB1	膽	正坐 眼眶外緣0.5寸，眶骨外側緣凹陷處	頭痛、眼睛疾病、視力衰退、迎風流淚、口眼歪斜、面癱
承泣 ST1	胃	正坐 雙眼直視前方，瞳孔直下方0.7寸，靠近眼眶的下邊緣處	近視、口眼歪斜、流淚、眼睛赤痛腫痛、夜盲
四白 ST2	胃	正坐 在承泣穴直下0.3寸，眼窩處下孔骨凹陷的地方	眼睛腫痛、近視、面肌痙攣、三叉神經痛、口眼歪斜
水溝 GV26	督	正坐 在人中溝上三分之一處	昏迷、癲狂、癇症、小兒驚風、牙關緊閉、口眼歪斜、面腫、急性腰扭傷
口禾髎 LI19	大腸	正坐 鼻孔外緣直下，水溝穴兩旁5分處	鼻塞、流鼻血、面癱
迎香 LI20	大腸	正坐 在鼻翼外緣中點旁開5寸，意即鼻唇溝處的位置	鼻塞、流鼻血、面癢、面腫
巨髎 ST3	胃	正坐 在四白穴直下，也就是瞳孔直下與鼻翼下緣沿線之交點處	牙痛、口眼歪斜、流鼻血、面癱、眼睛赤痛
兌端 GV27	督	正坐 上唇尖端，人中溝與口唇接連處	癲狂、牙齦腫痛、鼻炎
齦交 GV28	督	正坐 掀起上唇，上唇系帶與齒齦相接處	癲狂、牙齦腫痛、頸部僵硬
承漿 CV24	任	正坐 下唇溝的正中凹陷處	面癱、流口水、癲狂、口眼歪斜、牙齦腫痛
地倉 ST4	胃	正坐 在口角旁0.4寸處，意即口角外側	口角歪斜、流口水、牙痛、面癱、面肌痙攣

穴名	經脈	取穴	主治
大迎 ST5	胃	側臥 閉口鼓氣時，下頜骨邊緣出現一溝形凹陷處	牙痛、頰痛、面癱、面肌痙攣、口眼歪斜
頰車 ST6	胃	側臥 咬牙時有肌肉隆起最高點的位置	牙痛、流口水、頰痛、面腫、三叉神經痛
下關 ST7	胃	正坐 閉上嘴巴，找到顴骨凹陷處，再張口，凹陷與閉合處	耳聾、耳鳴、牙痛、三叉神經痛、口眼歪斜、下頜關節痛
上關 GB3	膽	正坐 在耳前，下關穴直上凹陷處，顴骨弓上緣的地方	頭痛、耳鳴、耳聾、口眼歪斜、牙痛等
顴髎 SI18	小腸	正坐 眼眶外緣的瞳子髎穴直下，平鼻翼下緣交點處，即顴骨下緣凹陷中	牙痛、面痛、面腫、口眼歪斜、眼睛黃
耳和髎 TE22	三焦	正坐 在耳門穴前上方，平耳廓根前，鬢髮後緣，於顳淺動脈後緣處取穴	偏頭痛、耳鳴、下頜關節痛
耳門 TE21	三焦	正坐 在耳前切迹處	耳鳴、耳聾、牙痛、下頜關節痛
聽會 GB2	膽	正坐 耳珠前下方，顴骨弓與下頜小頭接合處	耳鳴、耳聾、牙痛、閉口困難、口眼歪斜、下頜關節痛
聽宮 SI19	小腸	正坐 耳珠前緣，張口凹陷處	耳鳴、耳聾、耳部疼痛、牙痛
素髎 GV25	督	正坐 在鼻尖端處	昏迷、鼻塞、流鼻血、鼻炎、酒糟鼻等
神庭 GV24	督	正坐 前髮際正中直上0.5寸處	頭痛、驚悸、失眠、暈眩、眼睛痛、鼻炎
上星 GV23	督	正坐 前髮際正中直上1寸處	頭痛、眼睛痛、鼻炎、癲狂
顖會 GV22	督	正坐 百會穴前3寸，前髮際正中直上2寸處	頭痛、頭暈、目眩、鼻炎、小兒驚癇等
前頂 GV21	督	正坐 百會穴前1.5寸，前髮際後3.5寸處	頭頂痛、目眩、頭暈、鼻炎、癇症
百會 GV20	督	正坐 後髮際直上7寸，在兩耳耳尖連線與頭頂正中線上的交點處	頭痛、暈眩、失眠、耳鳴、鼻塞、中風、昏厥、癲狂、脫肛

穴名	經脈	取穴	主治
後頂 GV19	督	正坐 強間穴上1.5寸處	頭頂痛、癲狂、癇症、暈眩
強間 GV18	督	正坐 腦戶穴上1.5寸處	頭痛、目眩、頸部痛、癲狂
腦戶 GV17	督	正坐 風府穴上1.5寸，枕外粗隆上方的位置	頭痛、頭暈、頸部痛、癇症
風府 GV16	督	正坐低頭 從後髮際正中直上1寸，第一頸椎上緣處	頭痛、目眩、喉嚨腫痛、流鼻血、失語、頸部痛、半身不遂、癲狂
啞門 GV15	督	正坐低頭 從後髮際正中直上0.5寸，第一、二頸椎間的凹陷處	癲狂、癇症、聾啞、中風、流鼻血、後頭痛、頸部僵硬
曲差 BL4	膀胱	正坐 入髮際0.5寸，神庭穴旁1.5寸處	頭痛、鼻塞、流鼻血、視線不清、目眩
五處 BL5	膀胱	正坐 曲差穴直後0.5寸，入髮際1寸的位置	頭痛、目眩
承光 BL6	膀胱	正坐 五處和通天穴的中點，距督脈旁開1.5寸	頭痛、鼻塞、目眩
通天 BL7	膀胱	正坐 在承光穴後1.5 寸處，距督脈旁開1.5寸的位置	頭痛、鼻塞、流鼻血、暈眩
絡卻 BL8	膀胱	正坐 在通天穴後1.5寸處，距督脈旁開1.5寸的位置	暈眩、視線模糊、耳鳴、癲狂
玉枕 BL9	膀胱	正坐 在絡卻穴後4寸處，距督脈旁開1.3寸處的位置	頭頸痛、眼睛痛、暈眩、鼻塞
天柱 BL10	膀胱	正坐 後髮際直上0.5寸，距督脈旁開1.3寸的位置	落枕、腰痛、肩背痛、頭痛、鼻塞、喉嚨腫痛
頭臨泣 GB15	膽	正坐 陽白穴直上，入髮際0.5寸，神庭和頭維穴的連線中點處	頭痛、目眩、眼眶外緣疼痛、鼻塞、迎風流淚
目窗 GB16	膽	正坐 頭臨泣穴上1.5寸處	頭痛、目眩、眼睛赤痛、鼻塞
正營 GB17	膽	正坐 目窗穴上1.5寸處	偏頭痛、暈眩
承靈 GB18	膽	正坐 正營穴上1.5寸處	頭痛、暈眩、耳鳴、耳聾、流鼻血

穴名	經脈	取穴	主治
腦空 GB19	膽	正坐 風池穴直上1.5寸，枕骨粗隆外側處	頭痛、頸部痛、暈眩、眼睛痛、耳鳴、癇症
風池 GB20	膽	正坐 與風府穴相平，腦空穴直下凹陷處	後頭痛、暈眩、失眠、神志失常、中風、高血壓、眼睛疾病、落枕、頸部痛、感冒、鼻塞
率谷 GB8	膽	正坐 耳尖直上，入髮際1.5寸處	偏頭痛、小兒驚風、暈眩、嘔吐
天衝 GB9	膽	正坐 耳根後緣直上，入髮際2寸，率谷穴後約0.5寸處	偏頭痛、癇症、牙齦腫痛、耳鳴、耳聾
浮白 GB10	膽	正坐 天衝和頭竅陰穴弧形連線的中點處	偏頭痛、耳鳴、耳聾
頭竅陰 GB11	膽	正坐 在浮白和完骨穴弧形連線的中點處	頭頸痛、耳鳴、耳聾、耳痛
完骨 GB12	膽	正坐 風池穴到耳根部連線的中點處	失眠、頭痛、頰腫、耳聾、耳後痛、口眼歪斜、牙痛
翳風 TE17	三焦	正坐 耳垂後方的凹陷處	面肌痙攣、口眼歪斜、面神經麻痺、牙痛、頰腫、耳聾、耳鳴
瘈脈 TE18	三焦	側臥 翳風穴與顱息穴中間處	偏頭痛、耳聾、耳鳴、小兒驚癇
顱息 TE19	三焦	側臥 瘈脈穴上1寸處	耳聾、耳鳴、耳痛、頭痛、小兒驚癇等
角孫 TE20	三焦	側臥 當耳尖正上方入髮際處	偏頭痛、耳聾、耳鳴、牙痛、齦痛、眼睛赤痛腫痛
本神 GB13	膽	正坐 前額入髮際0.5寸，神庭穴旁3寸處	失眠、頭痛、頰腫、耳聾、耳後痛、口眼歪斜、牙痛
頭維 ST8	胃	正坐 鬢角直上，入髮際，神庭穴旁4.5寸位置	頭痛、目眩、角膜炎、結膜炎、流淚
頷厭 GB4	膽	正坐 在鬢髮上，頭維穴下後方1寸，直入髮際0.5寸處	偏頭痛、耳鳴、目眩、牙痛、抽搐、癇症
懸顱 GB5	膽	正坐 在鬢髮中，頭維與曲鬢穴弧形連線的中點處	偏頭痛、耳鳴、眼眶外緣疼痛、面腫、牙痛
懸釐 GB6	膽	正坐 鬢髮中，懸顱與曲鬢穴的中點處	偏頭痛、眼睛赤痛腫痛、耳鳴、打噴嚏

穴名	經脈	取穴	主治
曲鬢 GB7	膽	正坐 耳前鬢髮後緣直上，與耳尖相平處	頭痛、下頷關節痛、小兒驚風
天突 CV22	任	正坐 胸骨上窩正中凹陷處	咳嗽、喉嚨腫痛、失語、打嗝、喉部異物感
廉泉 CV23	任	正坐仰頭 在喉結上方，舌骨上緣凹陷處	失語、舌下腫痛、中風說話不清、吞嚥困難
人迎 ST9	胃	正坐 喉結旁1.5寸處，按頸動脈反應處	喉嚨腫痛、頭暈、喘息、高血壓、甲狀腺腫大
水突 ST10	胃	正坐 在胸鎖乳突肌前緣，人迎和氣舍穴連線的中點	喉嚨腫痛、喘息、咳嗽
氣舍 ST11	胃	正坐 人迎穴直下，與天突穴平齊線交處	喘息、喉嚨腫痛、吞嚥困難、甲狀腺腫大
天鼎 LI17	大腸	正坐 在頸側部，天突穴旁3寸，鎖骨上扶突穴直下2寸處	喉嚨腫痛、失語
扶突 LI18	大腸	正坐 在頸側部，喉結旁開3寸，當胸鎖乳突肌的胸骨頭和鎖骨頭之間	咳嗽、氣喘、喉嚨腫痛、高血壓、音啞、打嗝
天窗 SI16	小腸	正坐 在頸側，胸鎖乳突肌後緣，扶突穴後0.5寸處	耳聾、耳鳴、喉嚨腫痛、頸部痛
天容 SI17	小腸	正坐 在下頷角後方，胸鎖乳突肌前緣凹陷中的地方	耳鳴、耳聾、喉嚨痛、面頰腫
天牖 TE16	三焦	正坐 在天容、天柱穴間，完骨穴後下方處	頭痛、耳聾、面腫、頸部痛

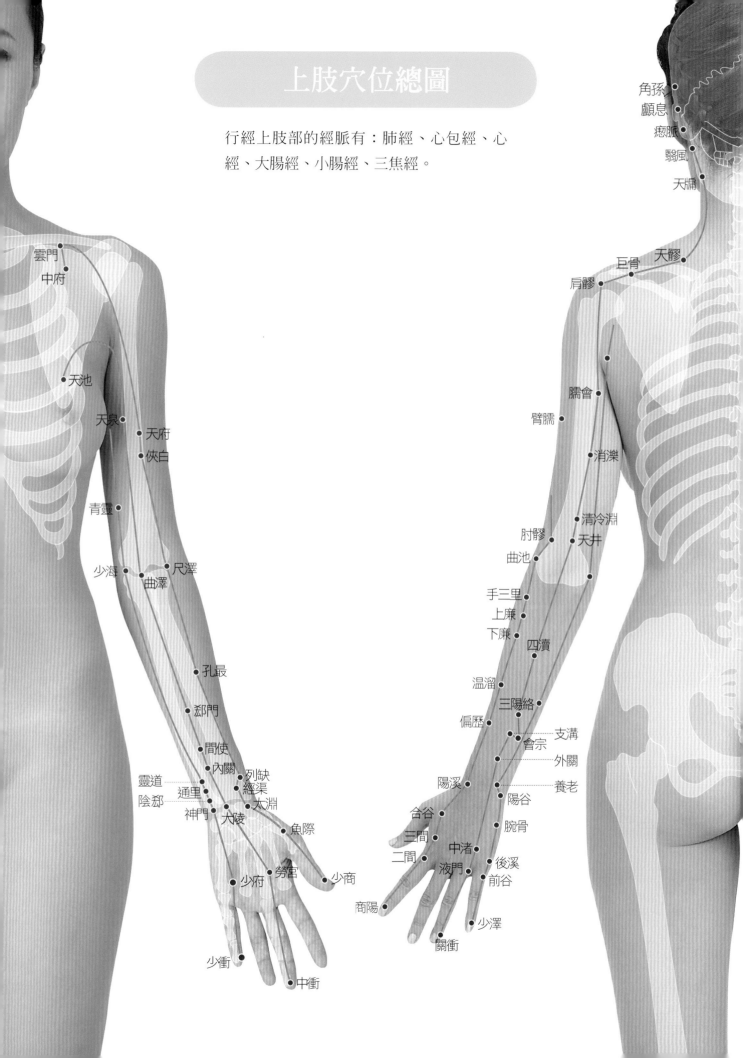

上肢穴位總圖

行經上肢部的經脈有：肺經、心包經、心經、大腸經、小腸經、三焦經。

雲門
中府

天池

天泉
天府
俠白

青靈

少海
尺澤
曲澤

孔最

郄門

間使
內關
靈道
通里
陰郄
神門
列缺
經渠
大淵
大陵
魚際
少府
勞宮
少商

少衝
中衝

角孫
顱息
瘈脈
翳風
天牖

巨骨
肩髎
天髎

臑會
臂臑

消濼

清冷淵
肘髎
天井
曲池

手三里
上廉
下廉
四瀆

温溜
三陽絡
偏歷
支溝
會宗
外關
陽溪
養老
陽谷
合谷
腕骨
三間
中渚
二間
液門
後溪
前谷
商陽
少澤
關衝

上肢部

穴名	經脈	取穴	主治
天府 LU3	肺	正坐 上臂內側，腋橫紋下3寸，肱二頭肌外緣	氣喘、鼻孔出血、肩痛、上臂內側痛等
俠白 LU4	肺	正坐 上臂內側，肱二頭肌外緣，天府穴下1寸	咳嗽、氣短、乾嘔、胃痛、心痛、胸部煩悶、上臂內側痛
尺澤 LU5	肺	仰掌伸臂 肘橫紋中央偏橈側，在肘關節的橈側	咳嗽、氣喘、咳血、熱潮紅紅、喉嚨腫痛、胸部脹滿、小兒驚風
孔最 LU6	肺	仰掌伸臂 在橈骨前面，尺澤穴下5寸處	咳嗽、氣喘、胸痛、咳血、熱潮紅、胸部脹滿、喉嚨腫痛、肘臂攣痛、小兒驚風
列缺 LU7	肺	仰掌伸臂 兩手虎口交叉，一手食指伸臂按在橈骨莖突上，指尖下凹陷處；或是橈骨莖突上方，腕橫紋上1.5寸處	頭痛、咳嗽、鼻塞、喉嚨痛、腕痛、氣喘、牙痛、口眼歪斜
經渠 LU8	肺	仰掌伸臂 腕橫紋上1寸，在橈骨莖突內側和橈動脈之間的凹陷處	咳嗽、氣喘、發燒、胸痛、喉嚨腫痛、手腕痛
太淵 LU9	肺	伸臂 在腕關節部，橈動脈橈側凹陷處	咳嗽、氣喘、胸痛、咳血、心悸、腕臂痛
魚際 LU10	肺	仰掌伸臂 在第一掌骨中點的橈側，赤白肉際處	咳嗽、咳血、失聲、發燒、喉嚨腫痛、掌中熱、手指痙攣
少商 LU11	肺	握拳 拇指橈側，指甲角旁1分處	咳嗽、鼻孔出血、發燒、昏迷、喉嚨腫痛
天泉 PC2	心包	伸臂 腋前橫紋頭下2寸，肱二頭肌的兩頭之間	胸痛、臂痛、心痛、咳嗽
曲澤 PC3	心包	伸臂 肘橫紋上，在尺澤和少海穴的中點處	胸痛、心痛、心悸、胃痛、嘔吐、煩躁、肘臂痠痛
郄門 PC4	心包	仰掌伸臂 腕橫紋上5寸，曲澤和大陵穴的連線上，位在掌長肌腱和橈側屈腕肌腱的中間	心悸、心痛、胸痛、嘔血、咳血、疔瘡、嘔吐
間使 PC5	心包	仰掌 腕橫紋上3寸，掌長肌腱和橈側屈腕肌腱之間	心悸、心痛、神志失常、嘔吐、胃痛、煩躁、熱病、胸痛、上肢病症
內關 PC6	心包	仰掌 腕橫紋上2寸，掌長肌腱和橈側屈腕肌腱之間	心悸、心律不整、心痛、胸悶、嘔吐、胃痛、煩躁、神志失常、失眠、暈眩、昏迷、胸痛、上肢病症

穴名	經脈	取穴	主治
大陵 PC7	心包	仰掌 腕橫紋中央，掌長肌腱和橈側屈腕肌腱之間	心悸、心煩、胸悶、胸痛、胸痛、失眠、煩躁、驚悸、癲狂、口臭
勞宮 PC8	心包	握拳 正當中指指尖下處，即手掌心橫紋中，第二、三掌骨之間，偏於第三掌骨橈側	手掌多汗、嘔吐、翻胃、神志失常、心痛、口臭
中衝 PC9	心包	仰掌 中指尖端的內側，距離指甲約0.1寸處	中暑、昏迷、心痛、心煩、驚厥
極泉 HT1	心	舉臂 腋窩兩筋正中，腋動脈內側處	胸痛、肩臂痛、肘臂冷痛
青靈 HT2	心	正坐屈肘 內側橫紋頭上3寸，肱二頭肌的內側溝中	肘臂痛、心痛、肩臂痛
少海 HT3	心	正坐屈肘 在肘關節內側橫紋頭和肱骨內上髁之間的凹陷處	心痛、胸痛、手顫、手臂攣痛、上肢尺側麻痺
靈道 HT4	心	仰掌 在尺側屈腕肌腱的橈側，腕橫紋上1.5寸的地方	心悸、胸痛、手腕痛
通里 HT5	心	仰掌 在尺側屈腕肌腱的橈側，腕橫紋上1寸處	頭暈目眩、精神無法專注、心悸、臂內側痛、腕痛部
陰郄 HT6	心	仰掌 在尺側屈腕肌腱的橈側，腕橫紋上5分處，神門穴上0.5寸的位置	吐血、驚悸、心痛、胸痛
神門 HT7	心	仰掌 在尺側屈腕肌腱的橈側凹陷處	心煩、注意力不集中、健忘、驚悸、癲狂、痴呆、掌中熱、胸痛
少府 HT8	心	仰掌 小指屈向掌中，指尖所指的地方，在第四、五掌骨間處	心悸、手腕痛、小便困難、遺尿
少衝 HT9	心	俯掌 小指橈側指甲角旁0.1寸的位置	昏厥、心痛、胸痛、癲狂
商陽 LI1	大腸	俯掌 食指橈側，指甲角旁約0.1寸處	牙痛、喉嚨痛、發燒、指甲麻木、昏迷
二間 LI2	大腸	微握拳 食指第一節指骨基底前橈側橫紋，赤白肉際中	頭痛、喉嚨腫痛、眼睛痛、流鼻血

穴名	經脈	取穴	主治
三間 LI3	大腸	微握拳 在第二掌骨小頭後方橈側，食指最後一節橈側凹陷處	頭痛、喉嚨腫痛、眼睛痛、流鼻血、手指和手背紅腫
合谷 LI4	大腸	俯掌 展開拇食兩指，在一、二掌骨間微凹陷的地方	牙痛、喉嚨痛、頭痛、鼻塞、流鼻血、便祕、頸部痛、上肢疼痛、腹瀉等
陽溪 LI5	大腸	俯掌 在腕關節橈側面，拇指向上翹起時，伸拇長肌腱和橈骨下端所構成的凹陷處	手腕痛、頭痛、眼睛赤痛腫痛、牙痛、喉嚨腫痛
偏歷 LI6	大腸	側腕屈肘 在陽溪和曲池穴的連線，陽溪穴上3寸處	耳鳴、手臂痠痛、喉嚨腫痛、流鼻血、雙眼發紅
溫溜 LI7	大腸	側腕屈肘 在陽溪和曲池的連線上，陽溪穴上5寸的位置	腸鳴、腹痛、肘臂痠痛、頭痛、面腫、喉嚨腫痛、口腔炎
下廉 LI8	大腸	側腕屈肘 在陽溪和曲池的連線上，曲池穴下4寸的位置	肘臂痠痛、腹痛、腸鳴、上肢不遂、目眩、頭痛
上廉 LI9	大腸	側腕屈肘 在陽溪和曲池的連線上，曲池穴下3寸的位置	上肢麻木、肩臂痠痛、腸鳴、腹瀉
手三里 LI10	大腸	側腕屈肘 在陽溪和曲池的連線上，曲池穴下2寸的位置	牙痛、頰痛、腹痛、腹瀉、癱瘓、上肢麻木、背脊疼痛
曲池 LI11	大腸	屈肘 在肘橫紋外端的凹陷處	蕁麻疹、結膜炎、角膜炎、高血壓、發燒、上肢麻木、癱瘓、喉嚨腫痛、牙痛
肘髎 LI12	大腸	屈肘 在肱骨外上髁的上方，也就是曲池穴上方1寸的位置，肱骨內側的邊緣	肘臂痠痛、麻木、肩痛、癱瘓
手五里 LI13	大腸	屈肘 在肱骨外側，肱二頭肌外緣，曲池穴和肩髃穴的連線上，於曲池穴上3寸的位置	肘關節痛、肩痛、癱瘓、上肢麻木
臂臑 LI14	大腸	垂臂 三角肌前的下緣處，也就是在曲池穴和肩髃穴的連線上，曲池穴上7寸的位置屈肘	肩臂痠痛、頸部僵硬、眼睛赤痛、上肢麻木
肩髃 LI15	大腸	正坐 上臂外展平舉時，肩峰與肱骨大結節間，於三角肌上方凹陷處的位置	肩臂疼痛、上肢不遂

穴名	經脈	取穴	主治
關衝 TE1	三焦	俯掌 無名指外側，指甲根0.1寸處	頭痛、耳鳴、耳聾、喉隆腫痛、心煩、眼睛赤痛
液門 TE2	三焦	半握拳 在無名指與小指的指縫間，指蹼緣的後方	頭痛、眼睛赤痛、耳聾、喉嚨腫痛、瘧疾、手臂痛
中渚 TE3	三焦	輕握拳 第液門上1寸，掌指關節後方凹陷中	頭痛、耳聾、耳鳴、喉嚨腫痛、肘臂痛、手指不能屈伸
陽池 TE4	三焦	伸臂俯掌 腕背橫紋中，第四掌骨後緣凹陷處	手腕痛、肩臂痛、瘧疾、耳聾、糖尿病
外關 TE5	三焦	伸臂俯掌 腕背橫紋上2寸，尺、橈骨之間	腕關節痛、落枕、偏頭痛、頰痛、熱病、耳鳴、耳聾、肘臂屈伸不利、手指疼痛、手顫
支溝 TE6	三焦	伸臂 外關穴上1寸凹陷處，橈骨與尺骨之間	落枕、腹瀉、便祕、嘔吐、熱病、手腕痛、肩背痠重、耳鳴、耳聾
會宗 TE7	三焦	伸臂 支溝外端1寸處，當尺骨之橈側緣	臂痛、耳鳴、耳聾
三陽絡 TE8	三焦	伸臂 支溝穴上1寸處，尺、橈骨之間	耳聾、胸肋痛、手臂痛、牙痛
四瀆 TE9	三焦	伸臂 前臂背側，肘下5寸處，橈、尺骨之間	偏頭痛、耳鳴、耳聾、牙痛、前臂痛等
天井 TE10	三焦	屈肘 尺骨鷹嘴上方1寸凹陷處	偏頭痛、肘關節痛
清冷淵 TE11	三焦	屈肘 尺骨鷹嘴上2寸處	肩臂痛而不舉、偏頭痛
消濼 TE12	三焦	伸臂 在尺骨鷹嘴與肩髎穴的連線上，清冷淵和臑會穴的中點處	後頭痛、頸背痛、臂痛而不舉
臑會 TE13	三焦	伸臂 肘尖與肩髎穴的連線上，肩髎穴下3寸，三角肌的後緣處	肩背痛、前臂痛
肩髎 TE14	三焦	伸臂 肩峰後緣與肱骨上端內側面構成的凹陷處，即上臂外展平舉時，肩後所呈現的凹陷	肩痛、上肢麻痺
少澤 SI1	小腸	俯掌 手小指端外側，指甲角後0.1寸處	乳腺炎、頭痛、昏迷、喉嚨腫痛、眼睛赤痛

穴名	經脈	取穴	主治
前谷 SI2	小腸	微握拳 第五指骨第一節基底的前尺側，橫紋頭赤白肉際處	頭痛、手指麻木、喉嚨腫痛、耳鳴、小便赤痛
後溪 SI3	小腸	微握拳 第五指骨小頭的尺側後方，掌橫紋端赤白肉際處	頭痛、耳鳴、耳聾、喉嚨腫痛、癲狂、閃腰、盜汗、肩背痛、麻木
腕骨 SI4	小腸	俯掌 第五掌骨基底和三角骨之間的凹陷部	腕關節痛、頭痛、熱病無汗、黃疸
陽谷 SI5	小腸	俯掌 腕背橫紋尺側端，當尺骨莖突與三角骨之間的凹陷處	頭痛、耳鳴、腕關節痛、頸頷腫
養老 SI6	小腸	俯掌 當尺骨莖突的橈側骨縫隙處	肩背痛、腕關節痛、看不清楚
支正 SI7	小腸	正坐伸臂 陽谷和小海穴的連線上，陽谷上5寸的位置	脖子僵硬、頭痛、目眩、肘臂痛、癲狂
小海 SI8	小腸	屈肘 當尺骨鷹嘴與肱骨內上髁之間的凹陷處	肘關節痛、肩背痛、頭痛
肩貞 SI9	小腸	正坐垂臂 在肩關節後下方，腋縫後端上1寸的位置	肩關節痛、手臂麻痛不舉

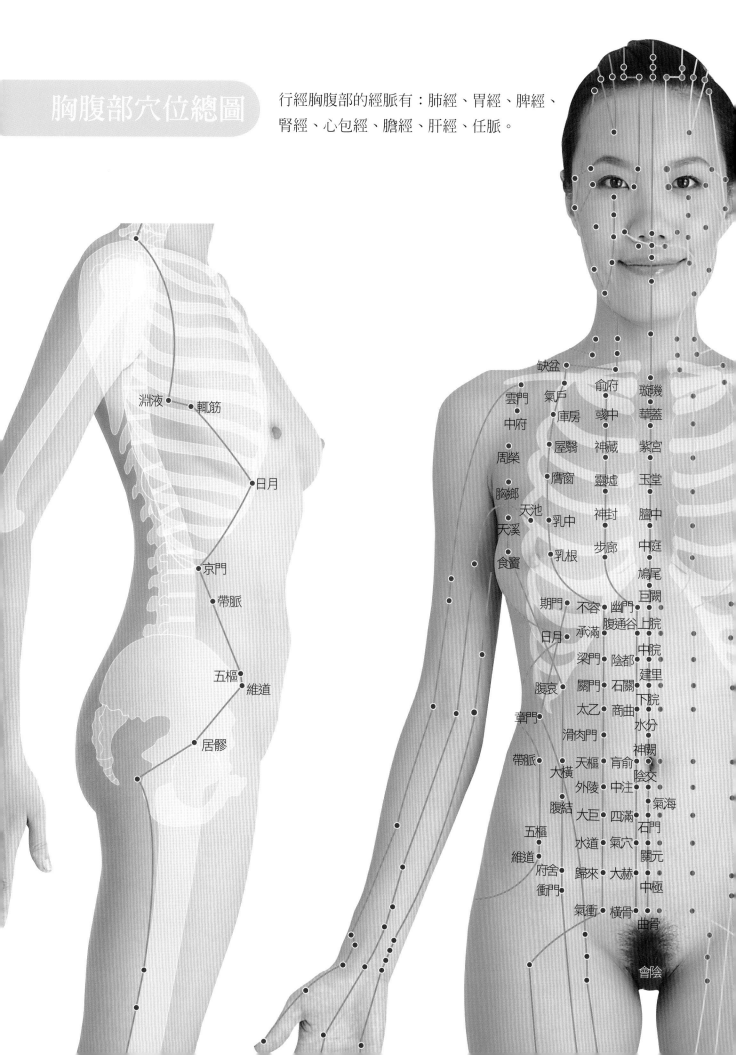

胸腹部穴位總圖

行經胸腹部的經脈有：肺經、胃經、脾經、腎經、心包經、膽經、肝經、任脈。

淵液
輒筋
日月
京門
帶脈
五樞
維道
居髎

缺盆
雲門　氣戶　俞府　璇璣
中府　　庫房　彧中　華蓋
屋翳　神藏　紫宮
周榮
膺窗　靈墟　玉堂
胸鄉
天池　神封　膻中
天溪　乳中
食竇　乳根　步廊　中庭
鳩尾
巨闕
期門　不容　幽門　上脘
承滿　腹通谷
日月　梁門　陰都　中脘
建里
腹哀　關門　石關　下脘
太乙　商曲
章門　滑肉門　水分
神闕
帶脈　天樞　肓俞　陰交
大橫　外陵　中注
腹結　大巨　四滿　氣海
五樞　水道　氣穴　石門
維道　歸來　大赫　關元
府舍　中極
衝門　氣衝　橫骨　曲骨
會陰

胸腹部

穴名	經脈	取穴	主治
璇璣 CV21	任	仰臥 胸腹正中線上，胸骨柄中央，天突穴下1寸的位置	喉嚨痛、胸痛、咳喘
華蓋 CV20	任	仰臥 腹正中線上，璇璣穴下1寸處	胸痛、胸肋脹滿、咳喘
紫宮 CV19	任	仰臥 腹正中線上，華蓋穴下1.6寸處	胸痛、咳嗽、哮喘
玉堂 CV18	任	仰臥 腹正中線上，紫宮穴下1.6寸處	胸痛、咳嗽、氣喘、嘔吐
膻中 CV17	任	仰臥 腹正中線上，玉堂穴下1.6寸處，兩乳頭連線的中點	胸痛、胸悶、咳喘、氣喘、乳汁少、心悸
中庭 CV16	任	仰臥 腹正中線上，膻中穴下1.6寸處，胸劍聯合的中點	胸痛、胸肋脹滿、打嗝、翻胃、嘔吐、食慾不振
俞府 KI27	腎	仰臥 鎖骨下緣之凹陷中，任脈旁開2寸處	咳嗽、氣喘、胸痛
彧中 KI26	腎	仰臥 第一、二肋骨之間，任脈旁開2寸處	咳嗽、氣喘、胸肋脹滿、痰多
神藏 KI25	腎	仰臥 第二、三肋骨之間，任脈旁開2寸處	咳嗽、氣喘、胸痛
靈墟 KI24	腎	仰臥 第三、四肋骨之間隙，任脈旁開2寸處	咳嗽、氣喘、胸肋脹滿、乳腺炎
神封 KI23	腎	仰臥 第四、五肋骨之間，任脈旁開2寸的位置	咳嗽、氣喘、胸肋脹滿、嘔吐
步廊 KI22	腎	仰臥 第五、六肋骨之間，任脈旁開2寸處	咳嗽、氣喘、嘔吐、胸肋脹滿
缺盆 ST12	胃	正坐 在鎖骨上窩處中央，任脈旁開4寸的位置	咳嗽、氣喘、喉嚨腫痛
氣戶 ST13	胃	正坐 在鎖骨中點之下緣，任脈旁開4寸的位置	氣喘、咳嗽、胸部脹滿、胸痛
庫房 ST14	胃	正坐 在第一肋間隙，任脈旁開4寸	咳嗽、胸痛
屋翳 ST15	胃	正坐 第二肋間隙，任脈旁開4寸	胸痛、咳嗽、乳腺炎

穴名	經脈	取穴	主治
膺窗 ST16	胃	正坐 第三肋間隙，任脈旁開4寸	胸痛、咳嗽、乳腺炎、氣喘
乳中 ST17	胃	正坐 第四肋間隙，在乳頭中央	此穴位禁針禁灸，只作為定位標誌用
乳根 ST18	胃	正坐 第五肋間隙，乳頭下1.6寸處	腺炎、乳汁分泌不足、咳嗽、氣喘、胸痛
雲門 LU2	肺	正坐 鎖骨外端下凹陷處，在中府穴上1寸處	咳嗽、喘息、胸痛、胸中煩悶、肩痛
中府 LU1	肺	正坐 在前胸壁之外上部，也就是鎖骨中點外2寸，第二肋骨外側，距離任脈6寸	咳嗽、氣喘、胸痛、胸部脹滿、肩背痛
周榮 SP20	脾	仰臥 第二肋間隙中，任脈旁開6寸的位置	胸肋脹滿、咳嗽氣逆
胸鄉 SP19	脾	仰臥 第三肋間隙中，任脈旁開6寸的位置	胸肋脹滿
天溪 SP18	脾	仰臥 第四肋間隙中，任脈旁開6寸的位置	乳腺炎、胸痛、咳嗽
食竇 SP17	脾	仰臥 第五肋間隙中，任脈旁開6寸的位置	胸部脹痛
天池 PC1	心包	正坐 第四肋骨間隙中，乳頭外側1寸處	胸悶、腋下腫痛、胸肋痛、乳腺炎
淵腋 GB22	膽	舉臂 在腋窩直下3寸，與第五肋間隙的交點處	胸肋痛、腋下腫、臂痛不舉
輒筋 GB23	膽	舉臂 在淵液穴前1寸，約平乳頭處	胸滿、胸痛、氣喘
大包 SP21	脾	仰臥 腋中線上，腋窩下6寸，第七肋間隙中	胸肋脹滿、全身疼痛、四肢無力、氣喘
會陰 CV1	任	仰臥 在前後二陰之正中處，男性就是陰囊根部和肛門中間，女性即是大陰唇後聯合與肛門中間	遺精、遺尿、陰癢、痔疾、小便困難、月經不調
曲骨 CV2	任	仰臥 臍下5寸處，即恥骨聯合上緣的中點	小便困難、遺尿、遺精、陽萎、疝氣、白帶多、月經不調、經痛
中極 CV3	任	仰臥 在腹正中線上，臍下4寸處	泌尿及生殖系統相關病症、小腹疼痛等

穴名	經脈	取穴	主治
關元 CV4	任	仰臥 中極穴上1寸處	泌尿及生殖系統相關病症、小腹疼痛、產後出血、腹瀉、脫肛
石門 CV5	任	仰臥 關元穴上1寸處	腹痛、疝氣、水腫、遺尿、腹瀉、月經不調、產後出血
氣海 CV6	任	仰臥 在腹正中線上,臍下1.5寸處	腹痛、遺尿、遺精、腹瀉、痢疾、便祕、水腫、疝氣、小便困難、月經不調、產後出血、氣喘
陰交 CV7	任	仰臥 石門穴上1寸處	腹脹、腹痛、水腫、疝氣、腹瀉、痢疾、月經不調、產後出血、臍周痛等
神闕 CV8	任	仰臥 肚臍的中心處	腹痛、腸鳴、脫肛、腹瀉、水腫、虛脫
水分 CV9	任	仰臥 在腹正中線上,臍上1寸處	水腫、腹痛、腸鳴、小便不通、腹瀉等
下脘 CV10	任	仰臥 在腹正中線上,臍上2寸處	腹痛、腸鳴、胃脘痛、消化不良、腹瀉、嘔吐
建里 CV11	任	仰臥 在腹正中線上,臍上3寸處	腹痛、腹脹、腸鳴、胃痛、水腫、食慾不振、嘔吐
中脘 CV12	任	仰臥 在腹正中線上,臍上4寸處	胃痛、吐酸、翻胃、嘔吐、腹瀉、腹脹、腸鳴、消化不良、失眠
上脘 CV13	任	仰臥 在腹正中線上,臍上5寸處	胃痛、翻胃、嘔吐、腹脹、失眠、心痛煩熱
巨闕 CV14	任	仰臥 在腹正中線上,臍上 6寸處	胸痛、翻胃、打嗝、泛酸、嘔吐、心悸、癇症、癲狂
鳩尾 CV15	任	仰臥 前正中線劍突下0.5寸,臍上7寸處	胸痛、翻胃、癲狂、癇症
橫骨 KI11	腎	仰臥 臍下5寸,恥骨聯合上緣之曲骨穴旁開0.5寸處	小便困難、遺尿、遺精、陽萎、陰部痛、小腹痛
大赫 KI12	腎	仰臥 氣穴穴下1寸處	遺精、陽萎、月經不調、陰部痛、小腹脹痛
氣穴 KI13	腎	仰臥 四滿穴下1寸處	月經不調、經痛、小便困難、腹痛、腹瀉
四滿 KI14	腎	仰臥 中注穴下1寸處	腹痛、腹脹、遺精、月經不調、經痛、產後腹痛

穴名	經脈	取穴	主治
中注 KI15	腎	仰臥 肓俞穴下1寸處	月經不調、腹痛、便祕
肓俞 KI16	腎	仰臥 臍中旁0.5寸，平神闕穴	腹痛、腹脹、胃下垂、便祕、嘔吐
商曲 KI17	腎	仰臥 石關穴下1寸處	腹痛、腹瀉、便祕
石關 KI18	腎	仰臥 陰都穴下1寸處	嘔吐、腹痛、便祕、婦人不孕、產後腹痛
陰都 KI19	腎	仰臥 腹通谷穴下1寸處	腹痛、腹鳴、胃脘痛、便祕、嘔吐
腹通谷 KI20	腎	仰臥 幽門穴下1寸處	腹痛、腹脹、嘔吐、消化不良
幽門 KI21	腎	仰臥 臍上6寸，巨闕穴旁開0.5寸處	腹痛、腹脹、消化不良、嘔吐、腹瀉等
不容 ST19	胃	仰臥 在臍上6寸處，即巨闕穴旁2寸，肋骨下緣處	嘔吐、食慾不振、胸背痛、腹脹、胃痛
承滿 ST20	胃	仰臥 不容穴下1寸處	嘔吐、腹脹、胃痛、食慾不振
梁門 ST21	胃	仰臥 承滿穴下1寸處	嘔吐、腹脹、胃痛、食慾不振
關門 ST22	胃	仰臥 梁門穴下1寸處	胃痛、腹瀉、水腫、食慾不振
太乙 ST23	胃	仰臥 關門穴下1寸處	心煩、消化不良、腹瀉、胃痛
滑肉門 ST24	胃	仰臥 太乙穴下1寸處	癲狂、嘔吐、腹瀉、胃痛
天樞 ST25	胃	仰臥 臍中旁開2寸處	便祕、腹瀉、月經不調、腸鳴、腹痛等
外陵 ST26	胃	仰臥 天樞穴下1寸處	經痛、腹脹、腹痛
大巨 ST27	胃	仰臥 外陵穴下1寸處	疝氣、遺精、早洩、腹痛、小便困難等
水道 ST28	胃	仰臥 大巨穴下1寸處	疝氣、遺精、經痛、不孕、早洩、腹痛、小便困難

穴名	經脈	取穴	主治
歸來 ST29	胃	仰臥 水道穴下1寸處	經痛、閉經、白帶多、疝氣、腹痛、月經不調
氣衝 ST30	胃	仰臥 歸來穴下1寸處	疝氣、外陰腫痛、泌尿生殖系統的各項病症
衝門 SP12	脾	仰臥 腹股溝外端邊緣處	蕁麻疹、月經不調、疝氣、小便困難、膝關節痛
府舍 SP13	脾	仰臥 衝門穴上0.7寸，距離任脈4寸的位置	疝氣、腹痛、腹瀉、便祕
腹結 SP14	脾	仰臥 府舍穴上3寸處，腹直肌外側的位置	疝氣、便祕、腹脹
大橫 SP15	脾	仰臥 臍中旁開4寸，腹直肌外側	便祕、腹脹、腹痛、痢疾
腹哀 SP16	脾	仰臥 大橫穴直上3寸，建里穴旁開4寸的位置	消化不良、便祕、痢疾
日月 GB24	膽	側臥 在乳頭直下，第七、八肋骨間處	胸肋痛、嘔吐、吐酸、打嗝、黃疸、乳癰
期門 LR14	肝	仰臥 乳頭直下，在乳中線第六、七肋骨間隙處	胸肋痛、腹脹、打嗝、熱病、乳癰
章門 LR13	肝	側臥 在側腹部第十一浮肋端的下緣處	腹脹、胸肋痛、腸鳴、嘔吐、腹瀉
帶脈 GB26	膽	側臥 章門穴直下，與臍橫線交點處	月經不調、白帶多、閉經、腹痛、疝氣、腰胯痛
五樞 GB27	膽	側臥 髂前上棘前內方，從帶脈穴下3寸處	腹痛、腰胯痛、便祕、疝氣
維道 GB28	膽	側臥 髂前上棘前內方，五樞穴直下0.5寸處	少腹痛、子宮脫垂、疝氣
居髎 GB29	膽	側臥 維道穴斜後下方3寸，髂前上棘與股骨大轉子連線的中點凹陷處	側腰腹痛、髖關節痛、癱瘓、下肢痿痹

肩背部穴位總圖

行經肩背部的經脈有：大腸經、小腸經、膀胱經、三焦經、督脈。

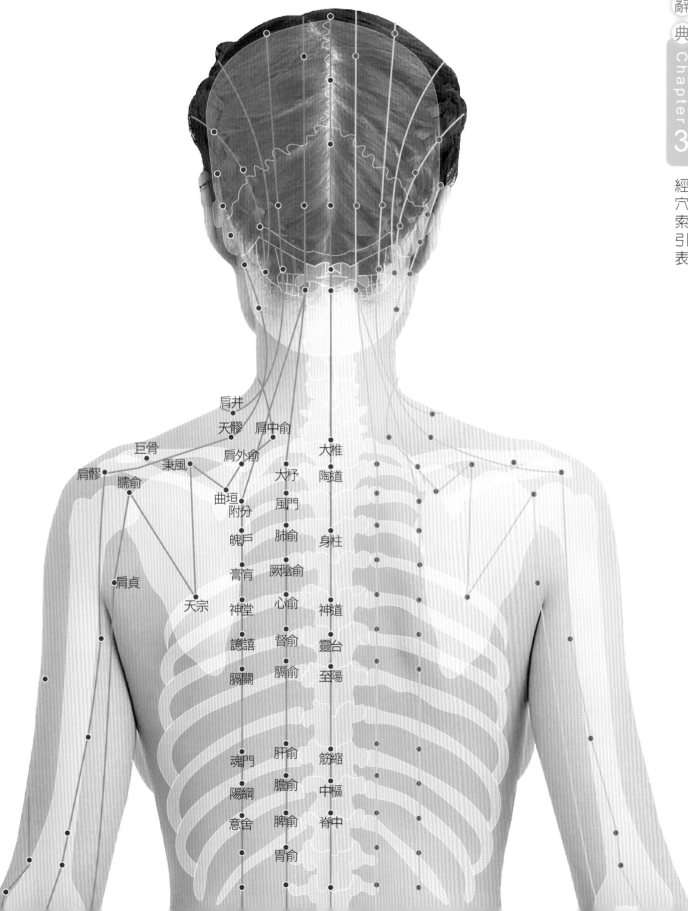

肩井
天髎　肩中俞
巨骨　　肩外俞　　大椎
　秉風　　　　　　陶道
肩髎　　　　大杼
　臑俞　　曲垣　　風門
　　　　附分　　肺俞　　身柱
　　　　魄戶　　厥陰俞
　　　　膏肓　　心俞　　神道
肩貞　　　　　　　　　靈台
　　天宗　神堂　督俞
　　　　譩譆　　膈俞　　至陽
　　　　膈關

　　　　魂門　肝俞　　筋縮
　　　　陽綱　膽俞　　中樞
　　　　意舍　脾俞　　脊中
　　　　　　胃俞

肩背部

穴名	經脈	取穴	主治
巨骨 LI16	大腸	正坐 鎖骨肩峰端和肩胛骨之間的凹陷處	肩臂疼痛、肩背部的相關病症
肩井 GB21	膽	正坐 用食指、中指、無名指按肩上陷中處，當中指所按下陷的地方	肩背痛、臂不舉、頸部僵痛、乳腺炎、中風、難產
天髎 TE15	三焦	正坐 肩峰突起和大椎穴的連線中點處，即當肩胛骨的上角處	肩背痛、肩肘痛、頸部僵痛
臑俞 SI10	小腸	正坐 肩貞直上，肩胛岡下緣凹垂臂陷處	肩腫、肩臂痠痛無力
天宗 SI11	小腸	正坐 肩胛骨中央	氣喘、肩胛痛、乳腺炎
秉風 SI12	小腸	正坐 天宗穴直上，肩胛岡上窩的中點，舉臂時的凹陷處	肩胛痛、上肢痠麻、肩臂不舉
曲垣SI13	小腸	正坐 肩胛岡內上端凹陷處，即臑俞與第二胸椎棘突連線的中點	肩背痛
肩外俞 SI14	小腸	正坐 肩胛骨內側角邊緣，陶道穴旁開3寸處	肩背痛
肩中俞 SI15	小腸	正坐 第一胸椎棘突端，大椎穴旁開2寸的位置	咳嗽、氣喘、肩背痛、吐血
大椎 GV14	督	正坐 在第七頸椎與第一胸椎棘低頭突中間凹陷處，約與肩平	發燒、瘧疾、咳喘、感冒、癲癇、頸背痛
陶道 GV13	督	正坐 在第一、二胸椎棘突中間低頭凹陷處	發燒、頭痛、瘧疾
身柱 GV12	督	俯臥 在第三、四胸椎棘突中間凹陷處	咳喘、癇症、疔瘡、肩背痛
神道 GV11	督	俯臥 在第五、六胸椎棘突中間凹陷處	心痛、健忘、驚悸、咳嗽、肩背痛
靈台 GV10	督	俯臥 在第六、七胸椎棘突中間凹陷處	咳喘、疔瘡、脊背痛
至陽 GV9	督	俯臥 在第七、八胸椎棘突中間凹陷處，約與肩胛骨下角相平	咳喘、胸背痛、黃疸

穴名	經脈	取穴	主治
筋縮 GV8	督	俯臥 在第九、十胸椎棘突中間凹陷處	背痛、胃痛、癇症
中樞 GV7	督	俯臥 在第十、十一胸椎棘突中間凹陷處	腰背痛、胃脘痛、腹脹
脊中 GV6	督	俯臥 在第十一、十二胸椎棘突中間凹陷處	腰痛、胃脘痛、腹痛、腹瀉、黃疸、癇症
大杼 BL11	膀胱	正坐 第一胸椎棘突旁開1.5寸的位置	頸背痛、肩胛痠痛、咳嗽、發燒、頭痛、頸部僵硬
風門 BL12	膀胱	正坐 第二胸椎棘突旁開1.5寸的位置	傷風咳嗽、發燒、胸背痛、頭痛
肺俞 BL13	膀胱	正坐 第三胸椎棘突旁開1.5寸的位置	咳嗽、氣喘、胸痛、吐血、盜汗
厥陰俞 BL14	膀胱	正坐 第四胸椎棘突旁開1.5寸的位置	咳嗽、心痛、心悸、胸悶、胸痛、嘔吐
心俞 BL15	膀胱	正坐 第五胸椎棘突旁開1.5寸的位置	胸痛、失眠、健忘、心煩、咳嗽、夢遺、盜汗、癲狂
督俞 BL16	膀胱	正坐 第六胸椎棘突旁開1.5寸的位置	心悸、胸痛、胃痛
膈俞 BL17	膀胱	正坐 第七胸椎棘突旁開1.5寸的位置	咳嗽、嘔吐、貧血、氣逆、氣喘、蕁麻疹、盜汗
肝俞 BL18	膀胱	正坐 第九胸椎棘突旁開1.5寸的位置	失眠、視線模糊、癲狂、脊背痛、吐血、流鼻血
膽俞 BL19	膀胱	正坐 第十胸椎棘突旁開1.5寸的位置	肝膽病症、口苦、嘔吐、胸肋痛
脾俞 BL20	膀胱	正坐 第十一胸椎棘突旁開1.5寸的位置	胃病、水腫、月經過多、背痛
附分 BL41	膀胱	正坐 第二胸椎棘突旁開3寸處	肩頸疼痛、肘臂麻木
魄戶 BL42	膀胱	正坐 第三胸椎棘突旁開3寸處	肩背痛、咳嗽、氣喘、咳血、肺癆
膏肓 BL43	膀胱	正坐 第四胸椎棘突旁開3寸處	咳嗽、肩背痛、盜汗、吐血、健忘、遺精
神堂 BL44	膀胱	正坐 第五胸椎棘突旁開3寸處	肩背痛、咳喘、心痛、心悸、胸悶

穴名	經脈	取穴	主治
譩譆 BL45	膀胱	正坐 第六胸椎棘突旁開3寸處	咳喘、胸背痛
膈關 BL46	膀胱	正坐 第七胸椎棘突旁開3寸處	打嗝、嘔吐、食慾不振、脊背僵痛
魂門 BL47	膀胱	正坐 第九胸椎棘突旁開3寸處	胸背痛、嘔吐
陽綱 BL48	膀胱	正坐 第十胸椎棘突旁開3寸處	腹痛、腹瀉、腸鳴、黃疸、胸肋痛
意舍 BL49	膀胱	正坐 第十一胸椎棘突旁開3寸處	腹脹、腸鳴、嘔吐、食慾不振

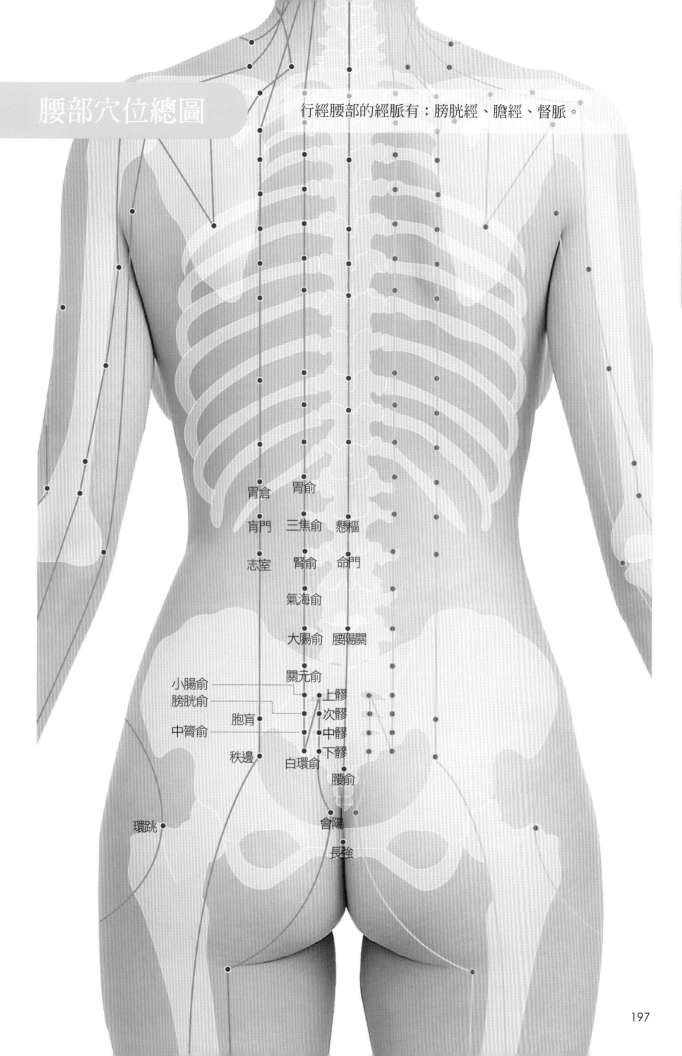

腰部穴位總圖

行經腰部的經脈有：膀胱經、膽經、督脈。

胃倉　　胃俞

肓門　　三焦俞　懸樞

志室　　腎俞　　命門

　　　　氣海俞

　　　　大腸俞　腰陽關

　　　　關元俞

小腸俞 ······

膀胱俞 ······　　　 •上髎

　　　胞肓　　 •次髎

中膂俞 ······　　　 •中髎

秩邊　　白環俞　 •下髎

　　　　　　　　腰俞

環跳　　　　　 會陽

　　　　　　　 長強

腰部

穴名	經脈	取穴	主治
懸樞 GV5	督	俯臥 在第一、二腰椎棘突中間凹陷處	腰背痛、腹痛、腹瀉、消化不良
命門 GV4	督	俯臥 在第二、三腰椎棘突中間凹陷處	腰痛、月經不調、手腳冰冷、遺精、陽萎、腹瀉
腰陽關 GV3	督	俯臥 在第四、五腰椎棘突中間凹陷處	腰脊疼痛、下肢癱瘓、月經不調、遺精、陽萎
胃俞 BL21	膀胱	俯臥 第十二胸椎棘突旁開1.5寸的位置	胃痛、慢性腹瀉、胸肋痛
三焦俞 BL22	膀胱	俯臥 第一腰椎棘突旁開1.5寸的位置	腹脹、嘔吐、腹瀉、水腫、腰背痛
腎俞 BL23	膀胱	俯臥 第二腰椎棘突旁開1.5寸的位置	腰痛、遺精、遺尿、月經不調、耳鳴、頭暈目眩、水腫、氣喘
氣海俞 BL24	膀胱	俯臥 第三腰椎棘突旁開1.5寸的位置	腰痛、經痛、月經不調、氣喘
大腸俞 BL25	膀胱	俯臥 第四腰椎棘突旁開1.5寸的位置	腰痛、腹瀉、腹脹、便祕、下肢痿痹
關元俞 BL26	膀胱	俯臥 第五腰椎棘突旁開1.5寸的位置	腰痛、遺尿、腹瀉、頻尿
小腸俞 BL27	膀胱	俯臥 第一骶骨棘突旁開1.5寸的位置	腹痛、腹瀉、遺精、遺尿、血尿、白帶、腰腿痛
膀胱俞 BL28	膀胱	俯臥 第二骶骨棘旁開1.5寸的位置	小便困難、遺尿、頻尿、腹瀉、便祕、腰脊痛
中膂俞 BL29	膀胱	俯臥 第三骶骨棘旁開1.5寸的位置	痢疾、疝氣、腰脊僵痛、腰肌勞損
白環俞 BL30	膀胱	俯臥 第四骶骨棘旁開1.5寸的位置	遺精、遺尿、月經不調、疝痛、腰肌勞損
胃倉 BL50	膀胱	俯臥 第十二胸椎棘突旁開3寸處	腹脹、胃痛、脊背痛
肓門 BL51	膀胱	俯臥 第一腰椎棘突旁開3寸處	腹痛、便祕、乳腺炎
志室 BL52	膀胱	俯臥 第二腰椎棘突旁開3寸處	遺精、陽萎、遺尿、頻尿、小便困難、月經不調、水腫、腰膝痠痛
腰俞 GV2	督	俯臥 在第四骶骨下之裂孔凹陷處	腰脊疼痛、癇症、月經不調、脫肛、痔瘡

穴名	經脈	取穴	主治
長強 GV1	督	俯臥 尾骨尖端和肛門的中點處	脫肛、腹瀉、便血、痔瘡、便祕、腰脊痛、癲癇
上髎 BL31	膀胱	俯臥 第一骶骨左右兩孔中	腰痛、月經不調、經痛、慢性前列腺炎
次髎 BL32	膀胱	俯臥 第二骶骨左右兩孔中	腰痛、月經不調、遺精、陽萎、小便困難、下肢痿痹
中髎 BL33	膀胱	俯臥 第三骶骨左右兩孔中	腰痛、便祕、腹瀉、月經不調、小便困難
下髎 BL34	膀胱	俯臥 第四骶骨左右兩孔中	腰痛、小腹痛、小便困難、便祕、尾骨疼痛
會陽 BL35	膀胱	俯臥 在尾骨下端之兩旁	前列腺炎、經痛、陽萎、便血、痢疾
胞肓 BL53	膀胱	俯臥 平第二骶骨棘突旁開3寸處	腸鳴、腰脊痛、乳腺炎、尿失禁
秩邊 BL54	膀胱	俯臥 白環俞穴旁開1.5寸處	小便困難、下肢疼痛、外陰腫痛、腰腿疼痛、痔瘡
京門 GB25	膽	側臥 在側腰部，第十二肋骨之尖端處	腰胸痛、腹脹、腹鳴、腹瀉
環跳 GB30	膽	側臥屈股 股骨大轉子後凹陷中處	腰腿痛、坐骨神經痛、癱瘓、下肢痿痹

行經下肢部的經脈有：胃經、脾經、膀胱經、腎經、膽經、肝經。

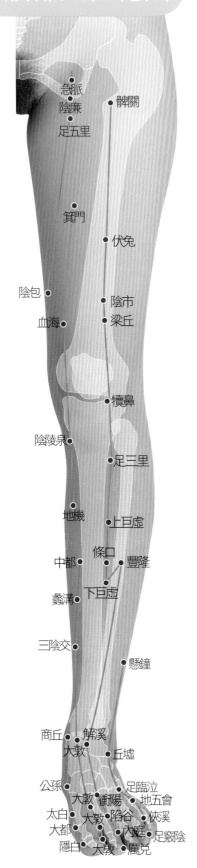

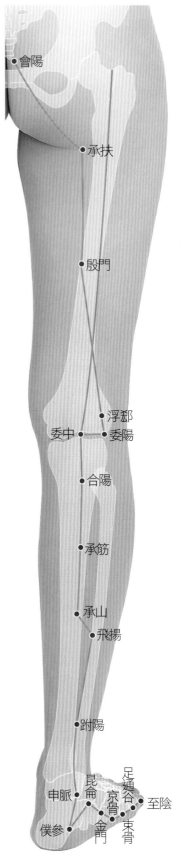

急脈
陰廉
足五里
髀關
箕門
伏兔
陰包
陰市
血海
梁丘
犢鼻
陰陵泉
足三里
地機
上巨虛
中都
條口
豐隆
蠡溝
下巨虛
三陰交
懸鐘
商丘
解溪
大敦
丘墟
公孫
足臨泣
大敦
衝陽
地五會
太白
大敦
陷谷
俠溪
大都
內庭
足竅陰
隱白
大敦
厲兌

會陽
承扶
殷門
浮郄
委中
委陽
合陽
承筋
承山
飛揚
跗陽
昆侖
足通谷
申脈
京骨
至陰
僕參
金門
束骨

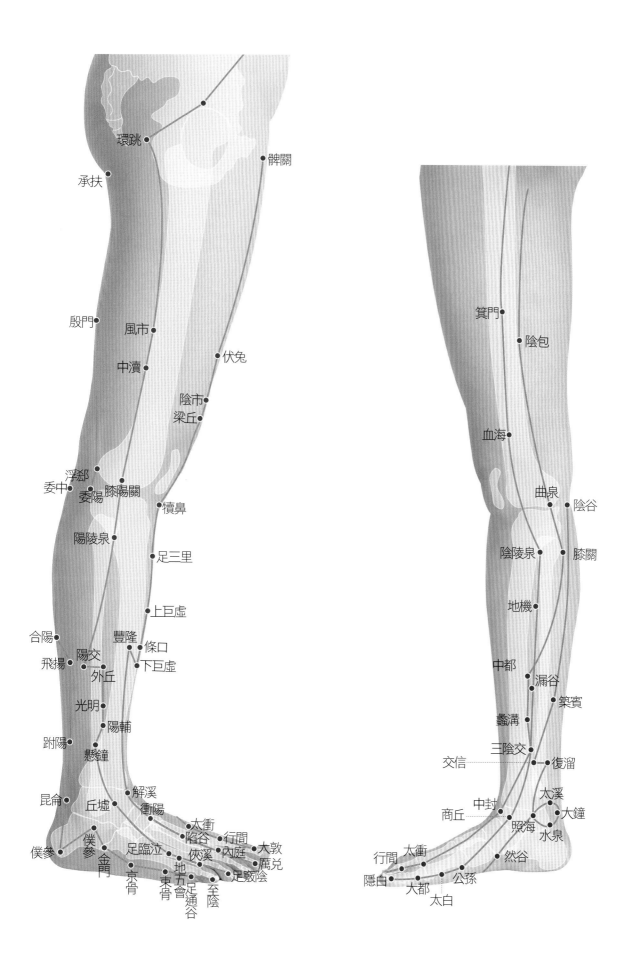

環跳
髀關
承扶
殷門
風市
伏兔
中瀆
陰市
梁丘
浮郄
委中 膝陽關
委陽
犢鼻
陽陵泉
足三里
上巨虛
合陽
豐隆
條口
飛揚 陽交
下巨虛
外丘
光明
陽輔
跗陽
懸鐘
昆侖
解溪
丘墟
衝陽
太衝
僕參
陷谷 行間
參 金
僕參 足臨泣
俠溪 內庭 大敦
地五會 厲兌
京骨 束骨 足通谷 至陰 足竅陰

箕門
陰包
血海
曲泉 陰谷
陰陵泉 膝關
地機
中都
漏谷
築賓
蠡溝
三陰交 復溜
交信
中封 太溪
商丘 大鐘
照海 水泉
行間 太衝 然谷
隱白 公孫
大都 太白

下肢部

穴名	經脈	取穴	主治
髀關 ST31	胃	仰臥 從氣衝穴到伏兔穴做一連線，取骨股大轉子前下方的位子	股痛、腿部屈伸不利、下肢麻痺、腹痛
伏兔 ST32	胃	正坐 用力升直腿，由膝蓋骨上緣往上量6寸肌肉隆起處	膝關節疼痛、下肢麻痺、足氣、膝冷
陰市 ST33	胃	正坐屈膝 從膝蓋骨上緣往上量3寸處	屈伸不利、下肢不遂
梁丘 ST34	胃	正坐屈膝 從膝蓋骨上緣往上量2寸處	胃痛、乳腺炎、膝關節痛
犢鼻 ST35	胃	正坐屈膝 膝關節髕韌帶外側凹陷處	腿部屈伸不利、足氣、膝蓋痛
足三里 ST36	胃	正坐屈膝 在犢鼻下3寸，膝蓋骨下緣直下3寸，距離脛骨外側1寸	頭昏、耳鳴、高血壓、蕁麻疹、下肢麻痺、疼痛、中風、癱瘓、嘔吐、便祕、腹瀉、腸胃道相關病症
上巨虛 ST37	胃	正坐屈膝 足三里穴下3寸，脛骨外側一橫指處	腹脹、腹痛、耳鳴、下肢麻痺、便祕、中風、癱瘓
條口 ST38	胃	正坐屈膝 上巨虛下2寸，在犢鼻和解溪穴連線上的中點	肩痛不舉、下肢疼痛及麻痺
下巨虛 ST39	胃	正坐屈膝 上巨虛穴下3寸，條口穴下1寸，脛骨外側處	下肢麻痺及萎縮、腹痛、腰脊痛
豐隆 ST40	胃	正坐屈膝 條口穴外約1寸處	咳嗽、多痰、哮喘、胸痛、頭痛、目眩、癲狂、便祕、下肢麻痺
解溪 ST41	胃	正坐屈膝 足背髁關節橫紋的中央，伸拇長肌腱和伸趾長肌腱之間的凹陷處，大約和外踝高點相平	腹脹、頭痛、暈眩、喘咳
衝陽 ST42	胃	正坐屈膝 在解溪穴下1.5寸，第二、三蹠骨關節處，在足背最高點	牙痛、口眼歪斜、足背紅腫、暈眩
陷谷 ST43	胃	正坐屈膝 足背第二、三趾縫端上2寸處	腹痛、腸鳴、身腫、面浮
內庭 ST44	胃	正坐屈膝 在足背第二、三趾縫間的紋頭上端取之	踝關節痛、牙痛、腹痛、腹脹、頭痛、喉嚨痛、流鼻血、便祕、腹瀉

穴名	經脈	取穴	主治
厲兌 ST45	胃	正坐屈膝 第二趾外側指甲旁開0.1寸處	牙痛、喉嚨痛、流鼻血、面腫、口眼歪斜、足脛寒冷、癲狂、多夢
風市 GB31	膽	直立 中指指尖到達處即是，在大腿外側的中線上	肢痿痹、足氣、全身癢、腰腿痠痛
中瀆 GB32	膽	屈膝 風市穴直下2寸處	下肢麻痹、半身不遂
膝陽關 GB33	膽	屈膝 陽陵泉穴上3寸，股骨外上髁的上方凹陷處	小腿麻木、膝關節腫痛
陽陵泉 GB34	膽	正坐 腓骨小頭前下方凹陷處	胸肋痛、下肢麻痹、半身不遂、足氣、口苦、嘔吐、黃疸、小兒驚風
陽交 GB35	膽	正坐 外踝尖上7寸，腓骨後緣凹陷處	下肢麻痹、胸肋脹滿、小腿外側痛
外丘 GB36	膽	正坐 外踝上7寸，陽交穴前1寸，腓骨前緣處	下肢麻痹、胸痛、頸部痛
光明 GB37	膽	正坐 外踝高點直上5寸，即外丘穴下2寸，腓骨前緣處	眼睛疾病、眼睛痛、夜盲、下肢麻痹、乳脹痛
陽輔 GB38	膽	正坐 外踝尖上4寸，光明穴下1寸處	偏頭痛、眼眶外緣疼痛、下肢麻痹及疼痛、腋下痛、腰痛、瘧疾
懸鍾 GB39	膽	正坐 外踝高點直上3寸，陽輔穴後3分處	落枕、胸肋痛、頸部痛、腹脹、小腿痛、踝關節痛、中風、半身不遂
丘墟 GB40	膽	正坐 外踝前下方，外踝骨與骰骨凹陷處	踝關節痛、胸肋痛、偏頭痛、頸部痛、嘔吐、瘧疾
足臨泣 GB41	膽	正坐 第四、五蹠骨結合的前方，小趾伸肌腱外側凹陷處	頭痛、眼睛疾病、乳腺炎、月經不調、足趾攣痛、胸肋痛
地五會 GB42	膽	正坐 第四、五蹠骨之間，足臨泣下0.5寸處	眼睛疾病、耳鳴、乳腺炎、腳背脹痛
俠溪 GB43	膽	正坐 在第四、五趾的趾縫間，趾蹼緣的後方	頭痛、暈眩、胸肋痛、耳鳴、耳聾、眼眶外緣疼痛、乳房脹痛
足竅陰 GB44	膽	正坐 第四趾外側指甲角旁0.1寸的位置	頭痛、耳鳴、耳聾、眼睛痛、胸痛、多夢
承扶 BL36	膀胱	俯臥 臀大肌下緣，臀橫紋中	腰背痛、下肢麻痹、疼痛、痔瘡

穴名	經脈	取穴	主治
殷門 BL37	膀胱	俯臥 承扶穴與委中穴的連線上，承扶穴下6寸的位置	腰痛、下肢痛、癱瘓、下肢麻痺
浮郄 BL38	膀胱	俯臥 股二頭肌腱內側，委陽穴上1寸處	膝關節痛、下肢痛、臀股麻木
委陽 BL39	膀胱	俯臥 膕橫紋外側，股二頭肌腱內緣處	小腹脹滿、水腫、腰脊僵痛、小便困難、膝關節痛
委中 BL40	膀胱	俯臥 在膕窩橫紋中央，當股二頭肌腱與半腱肌腱的中間	腰痛、髖關節活動不利、下肢痛、半身不遂、腹痛、吐瀉
合陽 BL55	膀胱	俯臥 委中穴直下2寸處	小腹痛、腰脊痛、下肢痠麻
承筋 BL56	膀胱	俯臥 在合陽和承山穴連線的中點處，當腓腸肌肌腹中央	小腿痛、腿痛轉筋、腰脊痛、痔瘡
承山 BL57	膀胱	俯臥 腓腸肌二肌腹之間凹陷的頂端處；即伸足時，腓腸肌呈現人字紋分叉的交合處	痔瘡、便祕、足氣、腰痛、小兒驚厥等
飛揚 BL58	膀胱	正坐垂膝 昆侖穴直上7寸，當承山穴斜下外開約1寸的位置	頭痛、目眩、鼻塞、流鼻血、腰背痛、腿軟無力
跗陽 BL59	膀胱	正坐垂膝 昆侖穴直上3寸，腓骨後緣處	頭重、頭痛、外踝腫痛、下肢癱瘓、腰部疼痛
昆侖 BL60	膀胱	正坐垂膝 足外踝後，跟骨上凹陷處	足跟痛、頭痛、目眩、流鼻血、難產、肩背痛、腰腿痛
僕參 BL61	膀胱	正坐垂膝 外踝後下方，昆侖穴直下，當跟骨凹陷中，赤白肉際處	下肢痿痺、足跟痛
申脈 BL62	膀胱	正坐垂膝 外踝正下方凹陷0.5寸處	癲狂、頭痛、踝關節痛、失眠、暈眩等
金門 BL63	膀胱	正坐垂膝 外踝前緣直下，申脈前下方，當骰骨外側凹陷中	小兒驚風、外踝痛、腰痛、下肢痺痛、癲狂
京骨 BL64	膀胱	正坐垂膝 足外側，第五蹠骨粗隆下，赤白肉際處	頭痛、腰背痛、腿痛、頸部僵硬
束骨 BL65	膀胱	正坐垂膝 足外側緣，第五趾蹠骨小頭後下方的凹陷處	腰背和下肢後側痛、目眩、頭痛、癲狂

穴名	經脈	取穴	主治
足通谷 BL66	膀胱	正坐垂膝 足外側緣，第五趾蹠關節前下方的凹陷處	頭痛、腰腿痛、目眩、流鼻血、癲狂、消化不良
至陰 BL67	膀胱	正坐垂膝 足小趾外側，指甲角旁0.1寸的位置	胎位不正、難產、頭痛、鼻塞、流鼻血、眼睛痛
湧泉 KI1	腎	仰臥 在足底，腳屈趾時呈凹陷處，約在足底（去趾）中央前三分之一處	昏迷、神志失常、失音、大小便困難、小兒驚風、頭痛、頭昏、喉嚨痛等
然谷 KI2	腎	正坐垂膝 在足內踝前下方，足舟狀骨粗隆前下緣凹陷中，公孫穴後1寸	月經不調、陰道搔癢、遺精、喉嚨痛、咳血、糖尿病、足背腫痛、小兒臍風
太溪 KI3	腎	正坐垂膝 內踝與跟腱之間的凹陷中，與內踝高點相平處	遺精、陽萎、月經不調、足底痛、糖尿病、牙痛、耳聾、耳鳴、頭暈、氣喘、喉嚨乾渴
大鐘 KI4	腎	正坐垂膝 內踝後下方，當跟腱附著部的內側凹陷中，意即太溪穴和水泉穴的連線中點處	遺尿、小便困難、便祕、足跟痛、痴呆、氣喘、咳血、腰脊僵痛
照海 KI6	腎	正坐垂膝 在足內踝下4分處凹陷處	失眠、月經不調、陰部搔癢、白帶多、頻尿、便祕、喉嚨乾痛、氣喘
水泉 KI5	腎	正坐垂膝 太溪穴直下1寸，和跟骨結節內側前方上凹陷處	閉經、經痛、月經不調、小便困難、眼睛昏花
復溜 KI7	腎	正坐垂膝 內踝高點上2寸，太溪穴上量2寸處	水腫、腹脹、腹鳴、盜汗、遺精、踝關節痛
交信 KI8	腎	正坐垂膝 太溪穴上2寸，復溜穴與脛骨內側緣之間取之	月經不調、經痛、腹瀉、便祕、睪丸腫痛
筑賓 KI9	腎	正坐垂膝 太溪穴直上5寸，腓腸肌肌腹內下方，在太溪穴和陰谷穴的連線上	癲狂、膀胱炎、足脛痛、疝氣痛
陰谷 KI10	腎	正坐屈膝 膕窩內側，半腱肌與半膜肌之中間處	陽萎、遺精、小便困難、月經不調、癲狂、疝氣痛
隱白 SP1	脾	正坐 足拇趾內側指甲角旁約垂膝0.1寸的位置	腹脹、便血、流鼻血、月經過多、癲狂、多夢、驚風
大都 SP2	脾	正坐垂膝 足拇趾內側，第一趾跖關節前下緣赤白肉際處	胃痛、便祕、腹脹、熱病無汗、趾關節痛

穴名	經脈	取穴	主治
太白 SP3	脾	正坐垂膝 第一蹠骨小頭後下方，赤白肉際處	胸脹、胃痛、便祕、腹瀉
公孫 SP4	脾	正坐垂膝 第一蹠骨基底部的前下緣凹陷處，赤白肉際的位置	胃痛、腹痛、腹鳴、腹瀉、嘔吐
商丘 SP5	脾	正坐垂膝 內踝前下方凹陷處，當舟骨結處和內踝連線的中點	痢疾、便祕、腹瀉、腹痛、足踝痛
三陰交 SP6	脾	正坐垂膝 內踝高點直上3寸，脛骨內側後緣處	泌尿、生殖、腸胃等相關病症；下肢麻痺、疼痛
漏谷 SP7	脾	正坐垂膝 三陰交穴上3寸，當內踝高點和陰陵泉穴的連線上，即是脛骨後緣處	月經不調、遺精、遺尿、腹脹、腹鳴等
地機 SP8	脾	正坐垂膝 陰陵泉穴下3寸，脛骨後緣與比目魚肌之間	月經不調、水腫、小便困難、遺精、腹脹、腹痛
陰陵泉 SP9	脾	正坐伸腿 脛骨內側髁下緣凹陷處，比目魚肌起點上方	尿失禁、遺尿、小便困難、水腫、黃疸、陰部痛、經痛、膝痛、腹瀉
血海 SP10	脾	正坐垂膝 以手覆住膝蓋，拇指向內與其他四指約成90度，拇指端所按處	婦女子宮的相關病症、風濕、濕疹、股內刺痛
箕門 SP11	脾	正坐垂膝 血海穴上6寸，膝蓋內緣直上8寸的位置	尿失禁、遺尿、腹股溝腫痛、下肢痿痺
大敦 LR1	肝	正坐垂膝 腳拇趾外側趾背上，距離外側指甲根約0.1寸處	疝氣、遺尿、月經不調、癇症
行間 LR2	肝	正坐垂膝 在第一、二趾縫上端的凹陷處	頭痛、暈眩、小便困難、尿痛、疝痛、腹脹、月經不調、失眠、抽搐
太衝 LR3	肝	正坐垂膝 在第一、二蹠骨結合部之前的凹陷處	失眠、頭痛、暈眩、目眩、失眠、小便失禁、疝氣、小兒驚風、神志失常、月經不調
中封 LR4	肝	正坐垂膝 內踝前1寸，商丘穴和解溪穴的中間，脛骨前肌腱內側緣處	小便困難、疝痛、陰部痛、遺精、踝關節痛、脇肋脹痛
蠡溝 LR5	肝	正坐垂膝 內踝尖上5寸，脛骨內側面中央的位置	月經不調、白帶多、陰部搔癢、小便困難、疝氣、遺尿、足脛痿痺

穴名	經脈	取穴	主治
中都 LR6	肝	正坐垂膝 內踝尖端直上7寸的位置，蠡溝穴上2寸處	腹痛、胸痛、腹瀉、疝氣、崩漏、惡露不絕
膝關LR7	肝	正坐屈膝 脛骨內側後緣，當腓腸肌內側頭之上部，陰陵泉穴後1寸處	膝痛、喉嚨痛
曲泉 LR8	肝	正坐屈膝 在膝關節內側橫紋頭處	腹痛、小便困難、遺精、外陰疼痛、陰部搔癢、膝痛
陰包 LR9	肝	正坐屈膝 在股骨內上髁上4寸，股二頭肌與縫匠肌之間	月經不調、遺尿、小便困難
足五里 LR10	肝	仰臥 氣衝穴旁0.5寸、直下3寸，內收長肌的內側緣處	小腹脹痛、小便困難
陰廉 LR11	肝	仰臥 足五里穴上1寸，氣衝穴旁0.5寸、直下2寸處	月經不調、白帶多、小腹痛、小便困難、腿股痛
急脈 LR12	肝	仰臥 恥骨聯合下緣，旁開2.5寸處	小腹痛、陰部痛、疝氣

【五劃】

【八劃】

【十四劃】

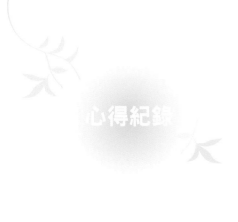

心得紀錄

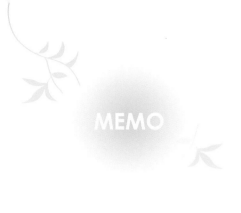

MEMO

國家圖書館出版品預行編目資料

人體寫真經穴辭典 / 戚文芬編著 . －－
－－修訂五版 . －－臺中市：晨星，2017.10
真人圖解版
　　　面；　公分 . －－（圖解經典 5）

　　　ISBN 978-986-443-360-5（平裝）

　　1. 經穴

413.915　　　　　　　　　　　　106017508

圖解經典 5

人體寫真經穴辭典

作者	戚文芬
審訂	張家蓓
主編	莊雅琦
助理編輯	陳容瑄
網路編輯	吳孟青
美術編輯	林姿秀
創辦人	陳銘民
發行所	晨星出版有限公司
	台中市 407 工業區 30 路 1 號
	TEL:(04)2359-5820　FAX:(04)2359-7123
	E-mail:health119@morningstar.com.tw
	http://www.morningstar.com.tw
	行政院新聞局局版台業字第 2500 號
法律顧問	陳思成律師
初版	西元 2012 年 3 月 31 日
修訂五版	西元 2017 年 10 月 23 日
郵政劃撥	22326758（晨星出版有限公司）
讀者服務	（04）23595819＃230
印刷	上好印刷股份有限公司

ISBN 978-986-443-360-5

定價 1000 元　特價 799 元

Published by Morning Star Publishing Inc.

Printed in Taiwan

（缺頁或破損的書，請寄回更換）

◆ 讀 者 回 函 卡 ◆

以下資料或許太過繁瑣，但卻是我們瞭解您的唯一途徑
誠摯期待能與您在下一本書中相逢，讓我們一起從閱讀中尋找樂趣吧！

姓名：＿＿＿＿＿＿＿＿＿＿　　性別：□ 男　□ 女　　生日：　　／　　／

教育程度：□ 小學　□ 國中　□ 高中職　□ 專科　□ 大學　□ 碩士　□ 博士

職業：□ 學生 □ 軍公教 □ 上班族 □ 家管 □ 從商 □ 其他＿＿＿＿＿＿＿＿＿

月收入：□ 3萬以下 □ 4萬左右 □ 5萬左右 □ 6萬以上

E-mail：＿＿＿＿＿＿＿＿＿＿＿＿＿＿　　聯絡電話：＿＿＿＿＿＿＿＿＿＿＿

聯絡地址：□□□＿＿＿＿＿＿＿＿＿＿＿＿＿＿＿＿＿＿＿＿＿＿＿＿＿＿＿

購買書名： 人體寫真經穴辭典＿＿＿＿＿＿＿＿＿＿＿

・ 從何處得知此書？

□ 書店 □ 報章雜誌 □ 電台 □ 晨星網路書店 □ 晨星養生網 □ 其他＿＿＿＿＿

・ 促使您購買此書的原因？

□ 封面設計　□ 欣賞主題　□ 價格合理

□ 親友推薦　□ 內容有趣　□ 其他＿＿＿＿＿＿＿＿＿＿＿＿＿＿＿＿＿＿＿＿

・ 您有興趣了解的問題？（可複選）

□ 中醫傳統療法 □ 中醫脈絡調養 □ 養生飲食 □ 養生運動 □ 高血壓 □ 心臟病

□ 高血脂 □ 腸道與大腸癌 □ 胃與胃癌 □ 糖尿病 □內分泌 □ 婦科

□ 懷孕生產 □ 乳癌／子宮癌 □ 肝膽 □ 腎臟 □ 泌尿系統 □攝護腺癌 □ 口腔

□ 眼耳鼻喉 □ 皮膚保健 □ 美容保養 □ 睡眠問題 □ 肺部疾病 □ 氣喘／咳嗽

□ 肺癌 □ 小兒科 □ 腦部疾病 □ 精神疾病 □ 外科 □ 免疫 □ 神經科

□ 生活知識 □ 其他＿＿＿＿＿＿＿＿＿＿＿＿＿＿＿＿＿＿＿＿＿＿＿＿＿＿＿

以上問題想必耗去您不少心力，為免這份心血白費

請務必將此回函郵寄回本社，或傳真至 (04)2359-7123，感謝您！

◎每個月 15 號會抽出三名讀者，贈與神祕小禮物。

晨星出版有限公司 編輯群，感謝您！

享健康 免費加入會員．即享會員專屬服務：
【駐站醫師服務】免費線上諮詢 Q&A！
【會員專屬好康】超值商品滿足您的需求！
【VIP 個別服務】定期寄送最新醫學資訊！
【每周好書推薦】獨享「特價」+「贈書」雙重優惠！
【好康獎不完】每日上網獎紅利、生日禮、免費參加各項活動！

◎請直接勾選：□ 同意成為晨星健康養生網會員 將會有專人為您服務

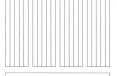

廣告回函
台灣中區郵政管理局
登記證第 267 號
免貼郵票

407
台中市工業區 30 路 1 號
晨星出版有限公司

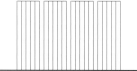

更方便的購書方式：

(1) 網　　站　http://www.morningstar.com

(2) 郵政劃撥　戶名：知己圖書股份有限公司　帳號：15060393
　　　　　　　請於通信欄中註明欲 買之書名及數量。

(3) 電話訂　　如為大量團 可直接撥客服專線洽詢。

如需詳細書目可上網查詢或來電索取。

客服專線：(04)23595819#230　傳真：(04)23597123

客服電子信箱：service@morningstar.com.tw